Christopher Thiele

Prüfungscoach mündliche Heilpraktikerprüfung

Christopher Thiele

Prüfungscoach mündliche Heilpraktikerprüfung

Mit 25 Abbildungen und 8 Tabellen

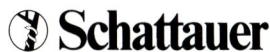 Schattauer

Christopher Thiele
Fohrenweg 20
78089 Unterkirnach
http://www.prana-zentrum.de

Bibliografische Information der Deutschen Nationalbibliothek

Die Deutsche Nationalbibliothek verzeichnet diese Publikation in der Deutschen Nationalbibliografie; detaillierte bibliografische Daten sind im Internet über http://dnb.d-nb.de abrufbar.

Besonderer Hinweis:

© 2014 by Schattauer GmbH, Hölderlinstraße 3, 70174 Stuttgart, Germany
E-Mail: info@schattauer.de
Internet: www.schattauer.de
Printed in Germany

Lektorat: Nadja Urbani
Umschlagabbildung: © Kurhan – fotolia.com, modifiziert
Satz: Fotosatz Buck, Zweikirchener Str. 7, 84036 Kumhausen/Hachelstuhl

Druck und Einband: Mayr Miesbach GmbH, Druck · Medien · Verlag, Am Windfeld 15, 83714 Miesbach

Auch als eBook erhältlich:
ISBN 978-3-7945-6862-8

ISBN 978-3-7945-3058-8

Danksagung

Ich danke meinen ehemaligen Schülern, die mir mit ihren Protokollen eine praxisnahe, realistische Prüfungsvorbereitung und natürlich auch dieses Buch ermöglichen.

Ich danke meiner Frau Uschi und meinem Sohn Melvyn für ihre Unterstützung und Geduld.

Wir sollten auch nie vergessen, Dank „nach oben" zu schicken, für die Möglichkeit, anderen und uns selbst zu helfen und gemeinsam zu wachsen.

Inhalt

Abkürzungen

ACE	Angiotensin Converting Enzyme
ACTH	Adrenocortikotropes Hormon
AIDS	Acquired immunodeficiency syndrome (erworbenes Immun-defektsyndrom)
ALAT/ALT	Alanin-Aminotransferase (Enzym)
ALL	Akute lymphatische Leukämie
Ak	Antikörper
Anm.	Anmerkung
ANV	Akutes Nierenversagen
AP	Alkalische Phosphatase; Angina pectoris; Aktionspotential
ARDS	Acute Respiratory Distress Syndrome (Atemnotsyndrom)
ASAT/AST	Aspartat-Aminotransferase (Enzym)
ASR	Achillessehnenreflex; Achillessehnenruptur
ASS	Acetylsalicylsäure, z.B. in Aspirin®
BE	Broteinheit(en)
BKS	Blutkörperchensenkungsgeschwindigkeit
BSG	Blutkörperchensenkungsgeschwindigkeit; Bundesseuchen-schutzgesetz
BSR	Bizepssehnenreflex
BTM	Betäubungsmittel
BWS	Brustwirbelsäule
BZ	Blutzucker
Ca.	Carcinom, Kalzium
ca.	circa
CED	Chronisch-entzündliche Darmerkrankungen
chron.	chronisch
CK	Creatin-Kinase (Enzym)
cm	Zentimeter
CML	Chronische myeloische Leukämie
CMV	Cytomegalievirus
COPD	chronic obstructive pulmonary disease = chronisch obstruk-tive Lungenerkrankung

CRP	C-reaktives Protein (Entzündungsparameter)
CT	Computertomographie
Cu	Colitis ulcerosa
CVI	Chronisch venöse Insuffizienz
d	day = Tag
Dct.	Ductus
DD; Diff.D.	Differenzialdiagnose
d. F.	der Fäle
dl	Deziliter
EBV	Epstein-Barr-Virus
E. coli	Escherichia coli
EHEC	enterohämorrhagischer Escherichia coli
EKG	Elektrokardiogramm
EPO	Erythropoetin
Err.	Erreger
fl	Femtoliter, ein billiardstel Liter
FSME	Frühsommer-Meningoenzephalitis
g	Gramm
GGT, γ-GT	Gamma-Glutamyltransferase (Enzym)
GIT	Gastro-Intestinal-Trakt
GLDH	Glutamatdehydrogenase (Enzym)
GOT	Glutamat-Oxalacetat-Transaminase (Enzym)
GPT	Glutamat-Pyruvat-Transferase (Enzym)
GT	Glutamyltransferase, z.B. Gamma-GT (Enzym)
Hb	Hämoglobin
HbA1c	Eine Form des Hämoglobins (vgl. Diab. mell.)
HBDH	Hydroxybutyrat-Dehydrogenase (Zusammenfassung von LDH-1 und LDH-2)
HDL	High Density Lipoproteine
HI	Herzinfarkt
HiB	Haemophilus influenzae Serotyp B
HIV	human immunedeficiency virus
Hk, Hkt	Hämatokrit
HP	Heilpraktiker / Helicobacter pylori
HPG	Heilpraktikergesetz

HSE	Humane spongiforme Enzephalopathie
HUS	hämolytisch urämisches Syndrom
HVL	Hypophysenvorderlappen
HWI	Harnwegsinfekt; Hinterwandinfarkt
HWS	Halswirbelsäule
i.a.	intraarteriell
i.c.	intracutan
ICR	Interkostalraum
IDDM	insuline dependent diabetes mellitus
IfSG	Infektionsschutzgesetz
Ig	Immunglobulin, z. B. IgG = Immunglobulin Klasse G (IgA, IgM, IgD, IgE)
i.m.	intramuskulär
Inf.	Infektion
INR	International Normalized ratio (Maß f. Blutgerinnung)
IPPAFFL	Anfangsbuchstaben der körperlichen Untersuchung: Inspektion, Palpation, Perkussion, Auskultation, Funktionstests, Labor
IUP	Intrauterinpessar
i.v.	intravenös
kg	Kilogramm
KHK	Koronare Herzkrankheit
Ko.; Kpl.	Komplikation(en)
LDH	Laktatdehydrogenase (Enzym)
LDL	low densitiy lipoproteine
LE	Lupus erythematodes; Lungenembolie
LHI	Linksherzinsuffizienz
Lj.	Lebensjahr
LWS	Lendenwirbelsäule
M.	Morbus; Muskulus
MCL	Medioclavicularlinie
MCV	Mittleres korpuskuläres Volumen
MHD	Mindesthaltbarkeitsdatum
mmHg	Millimeter Quecksilber: Maßeinheit bei Blutdruckmessung
mol	Stoffmenge

MRSA	Methicillinresistente Stämme des Staphylococcus aureus
MS	Multiple Sklerose; Mitralstenose; Magensonde
µl	Mikroliter, entspricht einem Kubikmillimeter
N.	Nervus
NaCl	Natriumchlorid
ng	Nanogramm, das Milliardstel eines Gramms
NIDDM	non insuline dependent diabetes mellitus
NSAR	Nicht steroidale Antirheumatika: Schmerzmittel
OGTT	oraler Glucose Toleranztest
pAVK	periphere arterielle Verschlusskrankheit
pg	Pikogramm, ein Billionstel Gramm
pH	potentia Hydrogenii
RHI	Rechtsherzinsuffizienz
RR	Riva Rocchi hat eine Form der Blutdruckmessung definiert, daher steht RR für Blutdruck
s.c.	subkutan
SGOT	Serum-Glutamat-Oxalacetat-Transaminase
SGPT	Serum-Pyruvat-Transferase
SHT	Schädel-Hirn-Trauma
STH	somatotropes Hormon
STIKO	Ständige Impfkommission des Robert Koch Institutes
T3	Trijodthyronin
T4	Thyroxin
Tb., Tbc.	Tuberkulose
TGAK	Thyreoglobulin Antikörper
TRAK	Thyreotropin Antikörper
TSH	Thyreoidea stimulierendes Hormon
U/l	Units (= Einheiten) pro Liter
V.	Vena
V.a.	Verdacht auf
VLDL	very low densitiy lipoprotein
Vol.	Volumen
ZNS	zentrales Nervensystem

Teil I

1 Wichtige Information zur amtsärztlichen Überprüfung

1.1 Die mündlichen Heilpraktikerprüfungen – was zeichnet sie aus?

Die Prüfungen werden überwiegend als fair und freundlich beschrieben. Es kommt selten vor, dass jemand das Gefühl hat, „in die Pfanne gehauen" zu werden.

Zum guten Prüfungsverlauf kann man beitragen, indem man einige Grundregeln beachtet, wie Pünktlichkeit, ordentliche Kleidung und Respekt.

Natürlich sollte die Prüfung für alle Bewerber gleich(artig) sein. Die Prüfer sind jedoch auch nur Menschen und reagieren auf den Prüfling. Man sammelt subtile „Minuspunkte", wenn man z.B. nuschelt, zu salopp, besserwisserisch oder zu leise spricht. Ich selbst bin bei der ersten mündlichen Prüfung durchgefallen, u.a.

a. weil ich so stolz darauf war, was ich mir für eine Menge Wissen in relativ kurzer Zeit angeeignet hatte, und

b. „overdressed" war, sprich in meinem früheren Kaufmanns-Außendienst-Business-Zwirn inkl. Goldarmbanduhr zur Prüfung erschienen bin.

Versuchen Sie nicht, dem Bild eines Prüflings zu entsprechen, von dem Sie meinen, so würde es sich der Prüfer wünschen. Allerdings dürfen Sie an sich arbeiten (z.B. nicht als Macho oder graue Kirchenmaus aufzutreten).

Sie dürfen Sie selbst bleiben!

1.1.1 Das primäre Ziel

Das primäre Ziel der mündlichen Überprüfung ist es zu entscheiden, ob man Ihnen die Verantwortung für den selbstständigen Umgang mit Patienten übertragen kann. So ist es durchaus möglich, dass Sie absichtlich „ins Schwimmen" gebracht werden, nur um zu sehen, wie Sie schwimmen: Wenn Sie die Hände über dem Kopf zusammenschlagen und nach Ihrer

Mama schreien, ist dies auch bei einem Praxis-Notfall zu erwarten. Wenn Sie ruhig und trotzdem kompetent reagieren, ist die Wahrscheinlichkeit höher, dass Sie Ihre Erlaubnis bekommen.

> Ich hatte eine Schülerin, Beate, die zu jeder Frage das volle Programm runterbeten konnte, ohne dass es aufgesagt wirkte. Sie war so unglaublich, dass ich sie bei der Prüfungsvorbereitung gefragt habe, was sie eigentlich von mir will und ob wir nicht die Plätze tauschen wollen … In der echten Prüfung wurde sie nach einer Weile nach „Giardia lamblia" gefragt. Eine ungewöhnliche Frage. Sie bewahrte Ruhe und konnte nur sagen, dass es sich um eine Durchfallerkrankung aus § 7 handelt, die vermutlich eine kurze Inkubationszeit hat und mit Durchfall und Exsikkosegefahr einhergeht. Sie hat bestanden.

1.1.2 Sie müssen nicht alles wissen!

Allerdings kann es natürlich sein, dass Sie in dem Moment keinen Zugriff auf Ihr erlerntes Wissen haben (ein gutes Beispiel für die Adrenalinwirkung). – Auf dem Nachhauseweg fällt es Ihnen dann ein. Es ist ungünstig, dauernd „weiß ich nicht" zu sagen. Günstiger ist z.B.: „Ich habe da gerade eine Blockade, können wir die Frage vielleicht später nochmal aufgreifen?" (In der Hoffnung, dass es dazu nicht kommt.)

> Eine Schülerin, Dorothea, wurde einmal zum Thema Kopfschmerzen gelöchert. Nachdem sie viele mögliche Ursachen genannt hatte, fragte der Prüfer, ob es nicht noch weitere Ursachen gäbe. Sie antwortete, dass es bestimmt noch hunderte gäbe, sie ihr aber im Moment nicht einfielen. Die Prüfer lachten und machten mit der nächsten Frage weiter. Dorothea hat ihre (erste) Prüfung bestanden.

Sie fallen nicht durch, wenn Sie mal eine Inkubationszeit nicht richtig wissen oder ein Detail vergessen. Aber falsches Reagieren z.B. bei Notfällen, wie die i.v.-Kanüle entfernen bei einer anaphylaktischen Reaktion (der recht schnell ein Schock folgen kann), dem bewusstlosen Diabetiker Insulin zu verabreichen oder eine Erkrankung aus dem Infektionsschutzgesetz (IfSG) zu behandeln, sind zu grobes Fehlverhalten.

1.2 Die Macht der Gedanken

Sie können bestehen! Für die meisten Schüler ist es eine erleichternde, glückliche Vorstellung, die Heilpraktikerprüfung bestanden zu haben. Geben Sie sich dem wunderbaren Gefühl hin, wenn Sie sich vorstellen, dass die Prüfer Ihnen zu Ihrer bestandenen mündlichen Prüfung gratulieren und die Hand schütteln.

Einige Schüler jedoch haben (mehr oder weniger bewusste) Angst davor, dass sie tatsächlich einmal für Patienten, bzw. deren Behandlung, die Verantwortung übernehmen „müssen". Diese Angst kann die eigentliche Ursache für das Durchfallen sein, daher sollte man sie vor der Prüfung bearbeiten.

Malen Sie sich eine für Sie optimale Prüfung aus. Sie werden genau das gefragt, was Sie gut beherrschen. Sie können reibungslos antworten.

Versetzen Sie sich in den Prüfer. Sie möchten gerne ein guter Prüfer sein und gerne Ihre Kandidaten bestehen lassen. Dazu brauchen Sie aber gewisses Feedback, um guten Gewissens Ihren Segen geben zu können.

> Von einem Schüler in der Prüfungsvorbereitung wusste ich, dass er kein guter Redner ist, daher wollte ich es ihm einfach machen und fragte: „Was wissen Sie über die Leber?" Antwort: „Die Leber ist die Stoffwechselfabrik des Körpers ..."
> Es folgte langes, gedankenverlorenes Schweigen. So gerne ich ihn hätte bestehen lassen – das reicht nicht!

1.3 Wie Sie antworten können

Es hat sich als günstig erwiesen, vor der Beantwortung der Frage erst mal tief durchzuatmen (auch wenn Sie um zügiges Antworten gebeten wurden). Als nächstes geben Sie die Definition, z.B. auf die Frage zu Herzinsuffizienz: „Herzinsuffizienz bedeutet, dass das Herz nicht in der Lage ist, sein erforderliches Herzzeitvolumen zu erbringen." Oder zu Anämie: „Anämie oder Blutarmut ist ein Fehlen von Erythrozyten und/oder Hämoglobin (und/oder

Hämatokrit)". So stellen Sie sicher, dass Sie auch die Frage richtig verstanden haben und nicht auf die Frage nach dem Elefanten die Geschichte der Mücke erzählen. Und Sie haben etwas Zeit gewonnen, um Ihre Gedanken zu sortieren.

Bitte antworten Sie strukturiert. Auf die Frage nach Diabetes fangen Sie nicht mit Mikro- und Makroangiopathien, Polyneuropathie etc. an, sondern: „Diabetes mellitus ist eine Stoffwechselerkrankung. Es dreht sich primär um den Glucosestoffwechsel. Es werden verschiedene Formen des Diabetes unterschieden ..." Nach der Vorstellung der Diabetes-Typen kommen wir erst zu den Früh-, dann zu den Spätsymptomen und dann zu den Komplikationen.

Auf die Frage nach einer Infektionskrankheit bitte erst Erreger, ggf. Behandlungsverbot/Meldepflicht, Übertragungsweg, Inkubationszeit und dann erst die Früh- und danach die Spätsymptome gefolgt von Komplikationen nennen.

Geben Sie dem Prüfer die Gelegenheit, seine Aufgabe zu erfüllen, sprich Fragen zu stellen. Wenn ich auf das Stichwort Zecken erst von der FSME und ohne Luft zu holen von der Borreliose erzähle, nehme ich dem Prüfer die Gelegenheit zu der Frage „Kennen Sie noch weitere Erkrankungen?" oder ähnlich. Wenn er nach meinem pausenlosen Vortrag wieder zu Wort kommt, muss er mich etwas fragen, was ich noch nicht erzählt habe (ungünstig, wenn ich schon alles erzählt habe, was ich wusste).

Seien Sie ein Politiker. Lassen Sie sich sprachlich Optionen offen für Ausnahmen und Abweichungen. Die Leber ist nicht immer rechts, es gibt den sogenannten „Situs inversus", bei dem alles anders herum ist. Die Leber ist *normalerweise* rechts.

Hepatitis A wird *so gut wie nie* chronisch. Lymphödeme treten *meist* erworbenermaßen auf. Lieber „Bitterstoffen schreibt man anregende Wirkung auf die Verdauungssäfte zu" als „Bitterstoffe sind ..." Wer weiß schon, was Bitterstoffe sonst noch alles machen (z.B. Grimassen beim Verzehrenden!) Verwenden Sie Vokabular wie „in den meisten Fällen", „typischerweise", „überwiegend", „vorwiegend", „es wurde beobachtet", und wenn es sein muss auch mal „ich habe gelesen".

Üben! Idealerweise lassen Sie sich von einem Gegenüber abhören, das auch versteht, was Sie erzählen, die Schlagworte kennt und ggf. auch mal rückfragen oder helfen kann. Es genügt nicht, sich das Wissen im Geiste abzufragen, denn es ist eine Kunst, einerseits das Wissen abzurufen und andererseits einen sinnvollen deutschen Satz daraus zu formen! Auch hierbei mag dieses Buch helfen.

Wichtiger Hinweis zur Ausdrucksweise: Nicht „ich habe, Du hast, wir haben oder Sie haben" die Symptome, sondern „der Patient hat …" (Es könnte sich ungünstig auswirken, wenn Sie während der ganzen Heilpraktiker-Ausbildung Ihrem Unterbewusstsein Krankheitsbilder in der Ich-Form einprogrammieren!)

Versuchen Sie möglichst, „gutes Deutsch" zu sprechen, z.B. nicht „Hellhäutige haben gerne Sonnenbrand", sondern „Hellhäutige haben häufiger Sonnenbrand".

Hier im Süden geht der Fuß bis zum Rumpf. In der Prüfung sollten wir Fuß und Bein differenzieren!

Hinweis an Krankenschwestern, Pfleger, Arzthelfer/innen: Sie wissen vielleicht, wie man eine akute Virushepatitis behandelt, wie man impft u. v. m. Dies zählt aber nicht zu den Kompetenzen des Heilpraktikers!

1.4 Irgendwann reicht es!

> Ganz gleich, ob Sie denken, Sie können etwas oder Sie können es nicht
> – Sie haben Recht.
>
> *Henry Ford*

Sie können niemals alles wissen. Wenn Sie sich gebetsmühlenartig sagen, dass Sie noch nicht genug wissen, dass Sie noch nicht genug gelernt haben, könnte sich diese negative „Affirmation" in der Prüfung bewahrheiten. Sie dürfen sich auch irgendwann sagen: „Ich habe alles getan, was mir möglich war und mir enorm viel Wissen angeeignet" und „Dein Wille geschehe!"

Lernen Sie nicht bis zur letzten Minute. Es ist viel sinnvoller, kurz vor der Prüfung alleine einen ausgiebigen Spaziergang zu machen, dabei tief zu atmen und sich vielleicht bewusst zu machen, dass es nicht den Lauf der Weltgeschichte ändert, ob man die Prüfung dieses Mal besteht.

1.5 Legales Doping

Ausgeschlafen zu sein und an seinen Blutzuckerspiegel zu denken sind wichtige Grundlagen, ebenso wie ein entspannter zeitlicher Rahmen am Prüfungstag.

Einigen Schülern helfen homöopathische Mittel, wie Gelsemium oder Argentum nitricum, oder homöopathische Komplexe wie Anxiovita® von Rubimed. Unter den Bach-Blüten helfen allen voran die Rescue-Tropfen.

Bitte beginnen Sie nicht erst kurz vor der Prüfung mit der ersten Akupunktur. Verweisen möchte ich auf die Punkte Magen 36 (zentriert) und Herz 7 (Shen men = Klarer Geist).

Auch das Aku-Taping sei in diesem Zusammenhang erwähnt: Der Punkte Ren (KG) 15 bis Ren 19 beruhigt.

Für das Nervenkostüm brauchen wir reichlich B-Vitamine, insbesondere Vitamin B12.

Schüssler-Salze für die Nerven sind Nr. 5 und Nr. 11. Ein typischer Indikator für Nr. 5 ist der Satz „Mir wird alles zu viel".

Auch psychotherapeutische oder kinesiologische Arbeit kann auf die Prüfungssituation vorbereiten.

2   Gesetzeskunde

2.1   Welche Gesetze schränken Sie in Ihrer Tätigkeit als Heilpraktiker ein?

- Das HPG enthält als einzige Einschränkung den § 3 über die Ausübung der Heilkunde im Umherziehen. Das HPG ist vor allem die Definition, was die Ausübung der Heilkunde ohne Bestallung ist, daher würde ich es auf die Frage nach Einschränkungen nicht an erster Stelle nennen.

Dies ist die häufigste (oft auch die einzige) Frage zur Gesetzeskunde. Die hervorgehobenen Gesetze sollten unbedingt genannt sein.

- **Das Infektionsschutzgesetz:**
  - § 24 IfSG Behandlung übertragbarer Krankheiten: Die Behandlung von Personen, die an einer der in
  - § 6 Abs. 1, Satz 1 Nr. 1, 2 und 5 oder
  - § 34 Abs. 1 genannten übertragbaren Krankheiten erkrankt oder dessen verdächtig sind oder die mit einem Krankheitserreger nach
  - § 7 infiziert sind, ist insoweit im Rahmen der berufsmäßigen Ausübung der Heilkunde nur Ärzten gestattet.
  - Satz 1 gilt entsprechend bei sexuell übertragbaren Krankheiten und für Krankheiten oder Krankheitserreger, die durch eine Rechtsverordnung auf Grund des § 5 Abs. 1 in die Meldepflicht einbezogen sind.
  - Als Behandlung im Sinne der Sätze 1 und 2 gilt auch der direkte und indirekte Nachweis eines Krankheitserregers für die Feststellung einer Infektion oder übertragbaren Krankheit; § 6 gilt entsprechend.
- **Das Arzneimittelgesetz:**
  - § 13: Herstellung zum Zwecke der Abgabe nur mit Erlaubnis;
  - § 48 Verschreibungspflicht: [...] dürfen nur nach Vorlage einer ärztlichen, zahn- o. tierärztlichen Verschreibung abgegeben werden.
- **Das Betäubungsmittelgesetz:**
  - § 13 u. § 29: Der Heilpraktiker macht sich strafbar, wenn er Medikamente, die unter das Betäubungsmittelgesetz fallen, verordnet/verschreibt.

- **Das Zahnheilkundegesetz:**
  - § 1: Erkrankungen des Mundraums und der Zähne nur durch den Zahnarzt.
- **Das Hebammengesetz:**
  - § 4 (1): Geburtshilfe dürfen außer Ärzt(inn)en nur „Hebammen" und „Entbindungshelfer" leisten. (2) Geburtshilfe […] umfasst die Überwachung des Geburtsvorganges von Beginn der Wehen an, Hilfe bei der Geburt und Überwachung des Wochenbettverlaufs.
- **Das Heilpraktikergesetz:**
  - § 3: Die Erlaubnis nach § 1 berechtigt nicht zur Ausübung der Heilkunde im Umherziehen. Anmerkung: Das heißt, der Heilpraktiker braucht eine Praxis mit Anschrift.
- Heilmittelwerbegesetz:
  - § 3: Man darf nicht mit Heilungsversprechen werben, keine Fernbehandlung, irreführende Werbung etc.
- Gesetz gegen unlauteren Wettbewerb
- Strafprozessordung
- Embryonenschutzgesetz
- Gesetze über Leichen- und Bestattungswesen:
  - Leichenschau, Ausstellung des Totenscheins nur durch Ärzte.
- Röntgenverordnung:
  - Nur Heilpraktiker, die ihre Erlaubnis vor dem 01.01.1988 erhalten haben, dürfen mit entsprechender Ausbildung röntgen, danach nicht mehr.

2.2 Für welche Infektionskrankheiten besteht neben dem Behandlungsverbot auch Meldepflicht?

- **Die Erkrankungen aus § 6 IfSG.**
- **(1)** Namentlich zu melden sind der Krankheitsverdacht, die Erkrankung sowie der Tod an:
  - **a.** Botulismus *

b. Cholera *

c. Diphtherie **

d. HSE (Humane Spongiforme Enzephalopathie)

e. akuter Virushepatitis ***

f. enteropathischem hämolytisch-urämischem Syndrom (HUS)

g. virusbedingtem hämorrhagischen Fieber *

h. Masern ***

i. Meningokokken-Meningitis/-Sepsis ***

j. Milzbrand

k. Mumps **

l. Pertussis ***

m. Poliomyelitis **

n. Pest

o. Röteln *** einschließlich Rötelnembryopathie*

p. Tollwut *

q. Typhus abdominalis/Paratyphus *

r. Varizellen ***

- sowie die Erkrankung und der Tod an einer behandlungsbedürftigen Tuberkulose ***, auch wenn ein bakteriologischer Nachweis nicht vorliegt;

- **(2)** der Verdacht auf und die Erkrankung an einer mikrobiell bedingten Lebensmittelvergiftung oder an einer akuten infektiösen Gastroenteritis, wenn

    a. eine Person betroffen ist, die eine Tätigkeit im Sinne des § 42 Abs. 1 ausübt,

    b. zwei oder mehr gleichartige Erkrankungen auftreten, bei denen ein epidemischer Zusammenhang wahrscheinlich ist oder vermutet wird;

- **(3)** der Verdacht einer über das übliche Ausmaß einer Impfreaktion hinausgehenden gesundheitlichen Schädigung;

- **(4)** die Verletzung eines Menschen durch ein tollwutkrankes, -verdächtiges oder -ansteckungsverdächtiges Tier sowie die Berührung eines solchen Tieres oder Tierkörpers.

- Außerdem Erkrankungen, die **nach § 15 in die Meldepflicht einbezogen** werden, wie die Aviäre Influenza beim Menschen oder MRSA (methicillinresistente Stämme des Krankheitserregers *Staphylococcus aureus*).

- **Lyme-Borelliose ***** wird zurzeit noch in den verschiedenen Bundes-
  ländern unterschiedlich gehandhabt. Da es aber in einigen Bundeslän-
  dern in die Meldepflicht mit einbezogen ist, würde ich es im Zweifelsfall
  melden und nicht behandeln.

Anmerkungen

1. Die Erkrankungen sollten alle bekannt sein. (Eine Schülerin hatte dabei
den Typhus vergessen und musste diesen dann ganz genau beschreiben.)

2. Die Erkrankungen habe ich mit **Sternchen** * versehen: 3 Sternchen
bedeuten sehr wichtig, d.h. das Erkrankungsbild wird oft gefragt; kein
Sternchen bedeutet es wird sehr selten danach gefragt.

3. Die Aufzählungsbuchstaben müssen nicht gewusst werden.

4. Hilfreich beim Erlernen der Infektionskrankheiten:

Hängen Sie sich eine Übersicht der Erkrankungen aus § 6 (am besten gleich
mit Haupt-Übertragungsweg, Inkubationszeit und einem Symbol, ob Virus
oder Bakterium) an eine Stelle, wo Sie sie immer wieder sehen (z.B. aufs
Klo). Im Laufe der Zeit prägen Sie sich diese Erkrankungen ein und wissen,
welche meldepflichtig sind.

5. Zusätzlich sollten die Erkrankungen, die nur in § 34 stehen, gelernt
werden: Impetigo contagiosa **, Scharlach und sonstige Streptokokkus-
pyogenes-Infektionen *** sowie Scabies **

(Alle anderen Erkrankungen aus § 34 kennen wir schon aus § 6 oder § 7,
brauchen wir also nicht nochmal zu lernen. Hauptsache wir wissen, dass
wir hier Behandlungsverbot haben.)

Zu § 7: Diesen muss man normalerweise nicht auswendig können. Fast alle
anderen Infektionskrankheiten, die wir während der HP-Ausbildung lernen,
stehen dann im § 7.

Die wichtigsten Ausnahmen: Erkrankungen, die wir gut kennen müssen, bei
denen jedoch kein Behandlungsverbot lt. IfSG bestehen, sind:

Mononukleose ***(Ebstein-Barr-Virus); HSV-1 (Herpes-simplex-Virus Typ 1
oder HHV1 Humanes Herpes-Virus 1); Tetanus * *(Clostridium tetani)*, Gasbrand *(Clostridium perfringens)*, Ringelröteln * (Parvovirus B19).

2.3 Welche Pflichten haben Sie als Behandler?

- Meine Hauptpflicht ist eine **gewissenhafte Behandlung**. Ich habe eine **Aufklärungspflicht**, d.h. ich muss den Patienten über meine Vorhaben unterrichten und ihn neben den Nutzen auch auf Risiken und Gefahren hinweisen.
- Meine **Sorgfaltspflicht** besagt, dass ich meine Behandlungsmethoden beherrschen muss und mir der Grenzen meiner Behandlungsmöglichkeiten bewusst sein muss und den Patienten ggf. an andere Behandler verweisen muss.
- Bei invasiven Behandlungsmethoden herrscht die gleiche Sorgfaltspflicht wie beim Arzt. Da es sich dabei um Körperverletzung handelt, brauche ich das Einverständnis des Patienten.
- Ich habe eine **Schweigepflicht**, auch über die Tatsache der Behandlung selbst. Ich darf also nicht bekannt geben, dass der Patient bei mir in Behandlung ist oder aus welchem Grund. Kinder und Jugendliche haben ebenfalls ein Recht auf Wahrung ihrer Geheimnisse gegenüber ihren Eltern.
- Meine **Dokumentationspflicht** erfordert vor allem lückenlose Karteieinträge, Aufbewahrung der Dokumente für zehn Jahre und ein Einsichtsrecht des Patienten.
- Außerdem habe ich eine **Fortbildungspflicht**.

3 Untersuchung

3.1 Ein Patient kommt zum ersten Mal in Ihre Praxis. Wie gehen Sie vor?

- Schon wenn der Patient meine Praxis betritt, bekomme ich einen **allgemeinen ersten Eindruck:**
  - Ich sehe seinen **Ernährungszustand** (Über-/Unter-/Normalgewicht) und wie er sich kleidet (schlampig oder ordentlich).
  - Ich beachte seine **Haltung, Gang, Mimik**, achte auf sein **Auftreten**: ob er selbstsicher, unsicher, kontaktfreudig oder gehemmt wirkt.
  - Beim **Händedruck** achte ich darauf, ob er feuchte, kalte oder warme Hände hat, einen festen oder schwachen Händedruck, der auf sein Selbstbewusstsein oder eine Lähmung deuten kann.
  - Ich achte auf seine **Sprache** und Stimme, seinen **Geruch** und auf sein Verhalten, **Bewusstsein** und seine **Orientierung**.
  - Möglicherweise fallen mir auch Besonderheiten bei der **Atmung** auf.
- Es folgt die Anamnese, normalerweise die **Eigenanamnese:**
  - Nach identifizierenden Daten (Name, Geburtsdatum, Adresse, Telefonnummer) wird der Patient i.d.R. nach dem Grund seines Besuches, meist aktuellen Beschwerden gefragt. Zuerst frage ich nach seinen Hauptbeschwerden und deren Charakterisierung und nach weiteren Beschwerden und deren Charakterisierung.
  - *Orientierung an den „W's":*
    - – *Wo?* Lokalisation des Geschehens, z.B. des Schmerzes
    - – *Wie?* Art und Stärke der Beschwerden: dumpf oder stechend/scharf begrenzt oder diffus/eben spürbar oder vernichtend
    - – *Wann?* Beginn der Beschwerden/plötzliche oder langsame Entstehung/ständig vorhanden, sporadisch oder einmalig?
    - – *Wie lange?*
    - – *Wobei?* Auslösende, verstärkende oder lindernde Faktoren
  - Ich frage nach **bisherigen Behandlungen:** bereits vorhandene Untersuchungsergebnisse anderer Therapeuten und bisherige Therapien.

Dabei mache ich auch die **Medikamentenanamnese** inkl. **Impfungen**, evtl. Zähne, Zahnmaterial.

– Ich frage nach **Vorerkrankungen: Allergien**, chronischen Erkrankungen, Krankenhausaufenthalten, Operationen, Unfällen und **Kinderkrankheiten** (Masern, Mumps, Röteln, Scharlach, Windpocken, Rheumatisches Fieber).

- Dann mache ich die **Familienanamnese** und frage dabei gezielt nach Herz-Kreislauferkrankungen, Diabetes mellitus, bösartigen Erkrankungen und psychischen Erkrankungen.

- Ich frage nach **Ernährung und Genussmitteln**, also nach Ess- und Trinkgewohnheiten und nach Tabak- und Alkoholkonsum und sonstigen Genussmitteln und Drogen. So komme ich zur **vegetativen Anamnese:** Durst, Appetit, Stuhlgang, Wasserlassen, Übelkeit, Erbrechen, Schlaf(-störungen), Leistungsknick, Schwitzen, Nachtschweiß, Fieber und Gewicht (auffällige Ab- und Zunahmen). Dabei achte ich besonders auf die **B-Symptome:** Leistungsminderung, Nachtschweiß, subfebrile Temperaturen, ungewollte Gewichtsabnahme von über 10 % innerhalb 6 Monaten.

- Ich mache die **Berufs- und Freizeitanamnese:** Evtl. Auslandsaufenthalte, **Auslandsanamnese** insbesondere bei Anzeichen auf Infektionskrankheiten wie Fieber/-schübe, Durchfälle.

- Außerdem folgt eine **soziale Anamnese:** Umfeld, Familie oder Alleinstehend, Kontakte, Infektionskrankheiten im Umfeld, belastende Situationen im Umfeld.

- Sollte der Patient selbst nicht in der Lage sein zu antworten (z.B. Säuglinge, Kleinkinder, Verwirrte, Demente), kann die Eigenanamnese durch die **Fremdanamnese**, bei der Dritte (Eltern, Verwandte) Auskunft geben, ergänzt oder ersetzt werden.

- Unter Umständen sollten außerdem erfolgen:
  – **Notfallanamnese** bei Bewusstlosen oder Schwerverletzten,
  – **gynäkologische Anamnese und Sexualanamnese,**
  – **Schmerzanamnese,**
  – **psychologische Anamnese**.

- Danach würde ich zur **körperlichen Untersuchung** schreiten.

3.2 Worin besteht die körperliche Untersuchung?

- Aus Inspektion, Palpation, Perkussion, Auskultation, Funktionstests und Labor (**IPPAFL**).

3.3 Was können Sie bei der Inspektion der Haut feststellen?

- **Exantheme:** Allergien, entzündliche Hautveränderungen z.B. durch Infektionskrankheiten, Kinderkrankheiten, Herpes, Gürtelrose, chron. Hautkrankheiten;
- **Narben:** Hinweise auf Operationen/Traumata, aber auch als Störfelder, Einstichstellen;
- Muttermale, Verdachtszeichen auf **Hautkrebs** (ABCDE-Regel ● Kap. 19) bzw. Präkanzerosen (Leukoplakie, Lentigo maligna);
- **Kratzspuren:** Hinweise auf Juckreiz, z.B. bei Leber- oder Niereninsuffizienz, **Mykosen**; ● Kap. 23.8 B;
- **Hämatome:** Petechien, Purpura, Sugillationen, Suffusionen/Ekchymose;
- **feuchte, warme Haut:** Hyperthyreose, Nervosität, Fieber;
- **feuchte, kalte Haut:** Sympathikuserregung bis Schock;
- **trockene, schuppende Haut:** Hypothyreose, Neurodermitis, Psoriasis;
- Hyperhidrosis, Seborrhoea (z.B. bei M. Parkinson), Akne;
- **atrophische Haut:** Cortisontherapie, Lebererkrankungen, Borreliose (spät);
- **Blässe:** Schock, Anämie;
- **weiße Haut:** Vitiligo, Albinismus, evtl. sogar Melanom;
- **ikterische (gelbliche) Haut** und v.a. Skleren: Anämie, Gallenabflussstörung, prähepatische Hämolyse, Hepatitis;
- apropos **Leber:** weitere Leberhautzeichen sind **Spider naevi, Palmarerythem**, weiße Nägel, evtl. Trommelschlegel-/Uhrglasnägel; Gynäkomastie, Bauchglatze;

- **rote Haut:** Hypertonus, Rubeosis diabetica, Hyperthyreose, Fieber, M. Cushing, Alkoholismus, Leberzirrhose, Entzündungen;
- **zyanotische Haut:** Polyglobulie, Polyzythämie, Hypoxämie (v.a. an Akren sichtbar), z.B. bei Herzinsuffizienz;
- **braune Haut:** Sonne, Medikamente, M. Addison, Hämochromatose, Schwangerschaft (Chloasma uterinum);
- **Teleangiektasien:** Lebererkrankungen, Kollagenosen, M. Osler;
- Venenzeichnung, Krampfadern;
- **Behaarungstyp**, z.B. Hirsutismus oder Bauchglatze;
- Ödeme;
- Ulcera;
- Warzen;
- **Nagelveränderungen:** z.B. Trommelschlegel-/Uhrglasnägel, spröde, brüchige Nägel z.B. bei Eisenmangel; Weißnägel (Leberzirrhose); Tüpfel-/Ölflecknägel (Psoriasis);
- **Keratosen:** Hühneraugen, Schwielen, Reibeisenhaut;
- **Wucherungen** von Blutgefäßen, Bindegewebe und Subcutis;
- akneähnliche (auch bakterielle) Erkrankungen: perioraler Dermatitis, Rosacea;
- Parasitenbefall, z.B. Krätze, Läuse, Flohstiche.

Jetzt könnte die Fragestellung zu einem der genannten Befunde weitergehen. Klassiker wären die Differenzialdiagnosen zu Ödemen ● 23.9 oder Juckreiz ● 23.8.

3.4 Bitte schildern Sie Ihr Vorgehen bei der Lymphknoten-Palpation.

- Meine **Fingerkuppen** (ohne Daumen) liegen locker nebeneinander, während ich die entsprechenden Regionen unter **leichtem Druck** und mit leicht kreisender Bewegung **seitenvergleichend** abtaste.
- Ich achte auf **Anzahl, Vergrößerungen, Druckschmerz, Konsistenz** und **Verschieblichkeit.**

- Von oben nach unten beginnend taste ich vor dem Ohr (präaurikulär), hinter dem Ohr (retroaurikulär) und im Kieferwinkel. Dann entlang **Unterkiefer (submandibulär)** und unter dem Kinn (submental); am Hals entlang des M. sternocleidomastoideus **(zervikal)** oberhalb des Schlüsselbeins **(supraklavikulär)** und im Nacken an der Schädelbasis **(nuchal)**.
- Dann taste ich die Lymphknotenregionen der **Achselhöhle (axillär)** und der **Leisten (inguinal)**.

3.5 A Welche neurologischen Tests könnten Sie an den Extremitäten durchführen, z.B. bei Verdacht auf Schlaganfall?

- Ich würde die Muskeln **seitenvergleichend** untersuchen: erst den **Muskeltonus**, wobei der Patient völlig entspannen und die Bewegungen weder mitmachen noch dagegen spannen soll. Ich teste die **Armmuskulatur** durch **Händeschütteln, Beugung und Streckung** des **Schulter- und Ellenbogengelenks** und die **Beinmuskulatur** durch Beugung und Streckung im **Hüft- und Kniegelenk**.
- Dann teste ich die **Muskeleigenreflexe mit dem Reflexhammer**.
- Zum Testen der **Muskelfunktion** prüfe ich die **Kraft** und die **Feinmotorik**:
  - Der Patient soll meine **Hände drücken**; zur besseren Beurteilung sind meine **Unterarme überkreuzt**. Dann soll er **gegen** meinen **Widerstand** die Hände nach vorn, nach außen und nach innen **drücken**.
  - Ich bitte den Patienten, seine **Arme mit geschlossenen Augen nach vorne zu strecken**.
  - Zum Test der Beine soll der Patient sie im Liegen hochheben bzw. -halten (bei Beugung im Hüft- und Kniegelenk).
  - Zum Test der **Feinmotorik** fordere ich den Patienten auf, Bewegungen durchzuführen, wie Knöpfe auf- und zumachen oder „Klavierspielen".

- Dann folgt die seitenvergleichende **Untersuchung der Sensibilität:**
  - Der Patient wird gebeten, die **Augen geschlossen** zu halten.
  - Auch diese Tests werden **seitenvergleichend** durchgeführt: Zum Test des **Berührungsempfindens** streiche ich zart mit Fingern, Pinsel oder Watte über die Hautzonen, und der Patient soll äußern, was er spürt.
  - Zum Test des **Vibrationsempfindens** wird eine angeschlagene Stimmgabel auf Knochenvorsprünge gesetzt, von distal nach proximal, bis Vibration (nicht nur Druck) empfunden wird (Finger, Handgelenk, Ellenbogen/Zehen, Fußgelenk, Knie).
  - **Spitz-Stumpf-Unterschiede** können z.B. mit einem Bleistift, **Schmerzempfinden** z.B. mit einem Zahnstocher getestet werden.
  - Das **Temperaturempfinden** könnte ich z.B. mit Reagenzgläsern mit kaltem/warmem Wasser oder Metallgegenständen aus warmem und kaltem Bad testen.
  - Stereognosie-Prüfung: **Gegenstände durch Tasten erkennen**, z.B. Streichholzschachtel, Büroklammer, Münze oder Schlüssel.
  - **Zahlenerkennen auf der Haut:** Möglichst großflächig auf die Handfläche des Patienten „schreibe" ich mit den Fingern Zahlen, die der Patient erkennen sollte.
  - **Lageempfinden:** Man fasst einen Finger/Zeh mit Zeige- und Mittelfinger seitlich an und bittet den Patienten zu äußern, ob man ihn nach oben oder unten bewegt – erst große, dann kleinere Bewegungen.
  - **Zweipunktdiskrimination:** Zirkel oder Büroklammer mit 1–1,5 cm Abstand wird in unregelmäßigem Wechsel mit einem oder zwei Punkten auf die Haut aufgesetzt, was der Patient richtig wahrnehmen sollte.

Es könnte dann auch nach der Auswertung von Sensibilitätsstörungen gefragt werden:
- An einer Körperhälfte deuten sie auf Hirnläsionen,
- an Händen und Füßen (bes. strumpf- u. handschuhförmig) auf Polyneuropathie,
- im Verlauf der Dermatome auf Läsion von Nervenwurzeln,
- in scharf begrenzten Arealen auf Läsion peripherer Nerven.

B Was wissen Sie über Reflexe?

- Ein Reflex ist eine unwillkürliche, schnelle Reaktion eines Organismus auf bestimmte Reize. Man unterscheidet Eigenreflexe und Fremdreflexe. Der große Unterschied liegt darin, dass beim **Eigenreflex** das Reizorgan und das Erfolgsorgan das gleiche sind, z.B. kommt es bei einem Schlag mit dem Reflexhammer auf die Patellarsehne (des M. quadriceps) zu einer Kontraktion des M. quadriceps. Eigenreflexe sind monosynaptisch und nicht ermüdbar.
- Bei einem **Fremdreflex** sind Reizorgan und Erfolgsorgan nicht dieselben. Berührt man z.B. die Hornhaut des Auges mit Watte, kommt es zum Lidschluss. Oder bei Hitze- oder Schmerzreizen ist das Reizorgan die Haut, das Erfolgsorgan die Muskulatur, die z.B. den Arm wegzieht. Fremdreflexe sind polysynaptisch und ermüdbar.

3.6 Wie kann es zur Milzschwellung kommen?

- Milzschwellung (Splenomegalie) kann viele Ursachen haben. Wenn z.B. eine gleichzeitig generalisierte Lymphknotenschwellung vorliegt, kämen infrage:
  - **akute systemische Infektionskrankheiten** wie infektiöse **Mononukleose**, **AIDS**, **Virushepatitis**, Röteln, Malaria, Tuberkulose, Typhus, Paratyphus, Brucellose, Leptospirosen, Viruspneumonie, Rickettsiosen, Toxoplasmose oder auch
  - **chronische Infektionskrankheiten**, z.B. Endocarditis lenta, Sarkoidose, Miliartuberkulose, Malaria, Syphilis; oder es handelt sich um
  - **maligne Lymphome** (● 10.5), das Hodgkin- oder Non-Hodgkin-Lymphom, insbesondere die chronisch myeloische Leukämie (● Kap. 9, Blut); auch bei
  - **Polyzythämia vera**, bei **Kollagenosen** (z.B. systemischem Lupus Erythematodes) und **rheumatischen Erkrankungen** (z.B. Reiter-Krankheit),

- **Speicherkrankheiten** wie Kupfer- oder Eisenspeicherkrankheit, bei denen es im weiteren Verlauf auch zur Leberzirrhose kommen kann, die dann zusätzlich eine Gelbsucht aufweisen würde.
- Bei Milzschwellung mit gleichzeitigem Ikterus (Gelbsucht) würde ich in Betracht ziehen:
    - **Pfortaderstau bei Leberzirrhose**, Pfortaderthrombose, Rechtsherzinsuffizienz,
    - **Bluterkrankungen**, v.a. **hämolytische Anämien** (perniziöse Anämie, Kugelzellanämie, Infektionskrankheiten wie Malaria u.a.), ferner **Polycythaemia rubra vera**, **Polyglobulie**.
- Außerdem kommt es bei erhöhter Tätigkeit der Milz (Hypersplenismus) zu einer Milzschwellung (Splenomegalie). Ferner vielleicht auch durch Milztumoren (Sarkom, Lymphangiokavernom), Milzzysten, Echinokokkuszysten oder Milzabszess.

3.7 Was können Sie alles mit dem Stethoskop untersuchen?

- Am häufigsten wird das Stethoskop zur Untersuchung des **Herzens**, zum Abhören von **Herztönen** (physiologisch) und **Herzgeräuschen** (meist pathologisch) und zum **Abhören der Lunge** eingesetzt.
- Außerdem wird das Stethoskop bei der **Blutdruckmessung** gebraucht, kann aber auch zum Abhören von (anderen) **Blutgefäßen** eingesetzt werden, z.B. beim Verdacht auf Arteriosklerose.
- Zur „**Kratz-Auskulation**" der Leber wird das Stethoskop eingesetzt und man kann auch den **Bauchraum** abhören, z.B. zur Diagnostik eines Ileus.

3.8 A Wie wird eine Leistenhernie diagnostiziert?

- Die Diagnose einer Leistenhernie erfolgt im Stehen.
- Die Hernie zeigt sich normalerweise als Vorwölbung in der Leiste. Man lässt den Patienten husten oder pressen. Bei einer Hernie dehnt sich die Schwellung dabei typischerweise aus, bzw. durch die Druckerhöhung tritt sie vielleicht sogar erst hervor.

B Dürfen Sie eine Leistenhernie reponieren?

Es ist mir nicht per Gesetz verboten, aber gemäß meiner Sorgfaltspflicht darf ich nur Behandlungsmethoden anwenden, die ich beherrsche. Das ist bei der Reponierung einer Leistenhernie nicht der Fall. Außerdem kann es sein, dass eine Abschnürung nicht durch die Reponierung beseitigt wird, und es würde zur Nekrose des Darmabschnitts kommen. Daher werden auch manuelle Reponierungen operativ versorgt.

Zum Thema Untersuchung ● auch:
8.2 C Perkussion und Auskultation bei Lungenemphysem
9.4 Blutparameter bei Eisenmangelanämie
9.5 B Blutparameter bei Vitamin-B_{12}-Anämie
9.9 Entzündungszeichen
9.10 Leukozytose; 9.11 Leukopenie; 9.12 Thrombozytopenie
9.13 Differenzialblutbild
11.2 A Hämoccult-Test und 11.3 A Stuhluntersuchung
12.3 D Blutlabor bei Leberzirrhose; 12.4 Ikterus;
12.5 DD Leberschwellung,
13.1 Harnstreifentest; 13.2 Hämaturie; 13.3 Proteinurie
14.1 D Blutlabor bei Hyperthyreose
15.2 E HbA$_{1c}$; 15.2 F Glucosetoleranztest; 15.2 H Urostick bei Diabetes
17.2 Prüfung der ersten drei Hirnnerven
17.4 B Diagnostik Schlaganfall

20.2 Zeichen auf maligne Geschehen; 20.3 Tumormarker
23.9 Differenzialdiagnose Ödeme
23.10 Differenzialdiagnose hämorrhag. Diathese und
Kap. 27 Laborparameter

4   Infektionskrankheiten

4.1   A Was können Sie mir zu diesem Bild sagen?

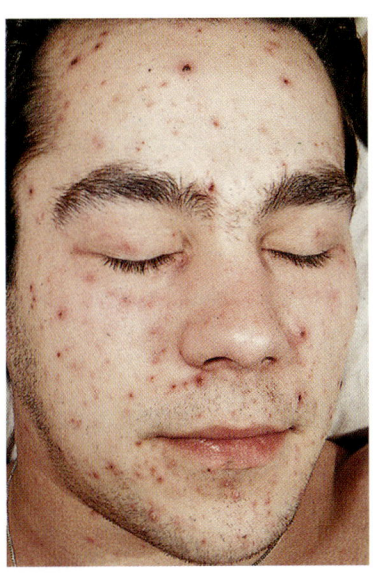

Abb. 4–1
Aus: Frank W. Tischendorf. Der
Diagnostische Blick. 7. Aufl.

- Ich sehe einen Patienten mit einem Exanthem/Hautausschlag. Auf den ersten Blick fällt das **polymorphe Erscheinungsbild** auf (verschiedene Stadien des Ausschlags gleichzeitig, „Heubner'sche Sternenkarte").
- Deshalb würde ich diesen Patienten als erstes fragen, ob er **Juckreiz** hat, weil das ein weiteres Charakteristikum der Windpocken ist und meinen Verdacht erhärten würde.

B Was wissen Sie über Windpocken?

- Windpocken zählen zu den Kinderkrankheiten. Varizellen stehen jetzt in § 6 und § 7 IfSG, daher hat der Heilpraktiker **Behandlungsverbot und Meldepflicht**. Der Erreger ist das **Varicella-Zoster-Virus**.

- Die Übertragung erfolgt per **Tröpfcheninfektion**, direktem **Kontakt** und kann sogar über die **Luft (aerogen)** erfolgen. Die Erkrankung hat eine hohe Kontagiosität (90–100 % erkranken nach Virusexposition). Nach einer **Inkubationszeit von 2–3 Wochen** beginnt die Erkrankung meist **ohne Vorstadium** mit leichtem Fieber und leichtem Krankheitsgefühl, auf das am nächsten Tag schon die ersten **Hauterscheinungen (Exanthem)** folgen, **beginnend meist am Rumpf oder Kopf** (Gesicht/behaarte Kopfhaut).
- Es zeigen sich bis zu **linsengroße rote Flecken**, die erst zu **Papeln** (Knötchen), dann zu **Bläschen** (Vesikeln) werden und nach ein bis zwei Tagen zu **Krusten**, die dann **ohne Narbenbildung** abfallen. Narben kann es als durch das Kratzen geben, denn meistens **juckt** der Hautausschlag. In der Regel dauert die Erkrankung 3–5 Tage.
- Inzwischen gibt es eine STIKO-empfohlene Impfung.

C Kann es Komplikationen geben?

- Ja, häufig kommt es zu bakteriellen Superinfektionen, meist durch Staphylokokken, z.B. **Lungenentzündung**, außerdem kann es zu **Enzephalitis und/oder Meningitis** oder auch Hepatitis kommen.
- Der **Erreger persistiert** im Nervensystem, meist in Spinalganglien, und es kann im weiteren Leben zu **Gürtelrose, Herpes zoster** führen.

D Besteht Meldepflicht?

- Ja, seit Kurzem stehen die Varizellen in § 6 IfSG.

Anmerkung

Windpocken- und Zoster-Bilder werden in der mündlichen Prüfung häufig vorgelegt.

Die Fragestellung könnte jetzt auch in Richtung Kinderkrankheiten (● 4.6) weitergehen.

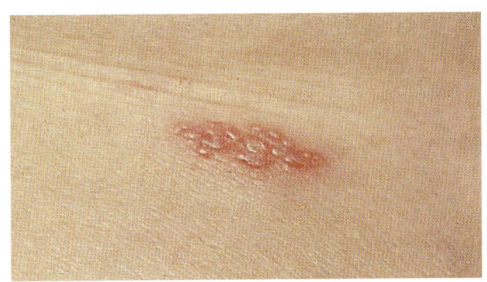

Abb. 4–2
Aus: Frank W. Tischen-
dorf. Der Diagnostische
Blick. 7. Aufl.

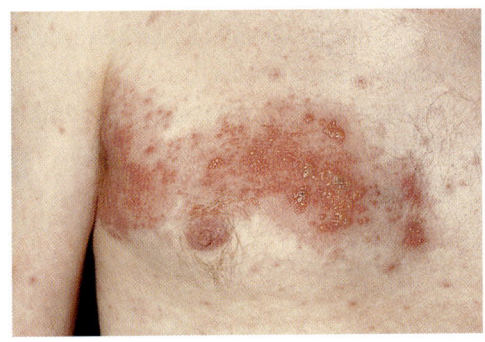

Abb. 4–3
Aus: Bork, Bräuninger.
Hautkrankheiten in der
Praxis. 3. Aufl.

4.2 A Wie kommt es zur Gürtelrose?

- Das Varicella-Zoster-Virus **persistiert** meist **in den Spinalganglien** und tritt insbesondere bei **Abwehrschwäche** in Form von Herpes zoster zum Vorschein. Zu dieser Abwehrschwäche kann es im Zuge von **bösartigen Erkrankungen, AIDS,** aber auch z.B. bei **Diabetes mellitus** oder Therapie mit **Immunsuppressiva** kommen. Oft ist auch **Stress** die Ursache und dass bei **älteren Menschen** die Immunität nachlässt.

B Bitte beschreiben Sie die Gürtelrose.

- Meist kommt es im **Innervationsgebiet eines Spinalnervs** zu **Kribbeln und Brennen**, dem nach wenigen Tagen der **typische Hautausschlag** in Form von **gruppiert stehenden Bläschen** folgt. Die Region ist **schmerzhaft** und überempfindlich. Diese Bläschen werden zu Krusten und heilen in der Regel ohne Narbenbildung nach 2–3 Wochen ab.

- Die Schmerzhaftigkeit kann nach Verschwinden des Hautausschlags fortbestehen und unter Umständen Monate oder gar Jahre als „**Post-Zoster-Neuralgie**" zurückbleiben.

C Können auch andere Nerven betroffen sein?

- Ja, besonders gefürchtet ist der Befall von Hirnnerven, insbesondere der **Zoster ophthalmicus,** der zur Beteiligung von Bindehaut und **Hornhaut** und unter Umständen zur **Erblindung** führen kann.
- Weiterhin gibt es den **Zoster oticus**, der im Ausbreitungsgebiet des VIII. Hirnnervs (N. vestibulocochlearis) zu **Schwerhörigkeit bis Taubheit** und im Ausbreitungsgebiet des VII. Hirnnervs (N. facialis) zur **Fazialislähmung** mit evtl. unvollständiger Rückbildung führen kann.

Die Prüfung könnte jetzt in Richtung Hirnnerven schwenken (● 17.1) oder in Richtung Abwehrschwäche/bösartige Geschehen (● 20)/Diabetes (● 15) oder Meningitis (● 4.5).

4.3 Was könnte dieser Patient haben?

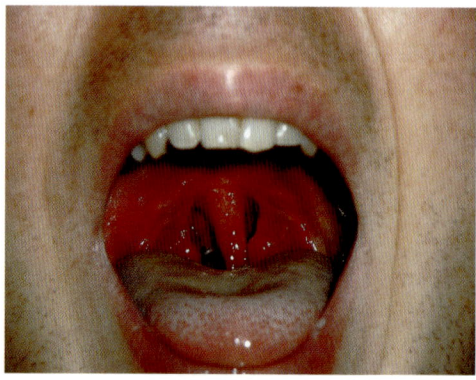

Abb. 4–4

- Ich sehe einen männlichen Patienten (Bartstoppeln) mit stark ange-schwollenen Mandeln, einem vergrößerten Zäpfchen und starkem Zungenbelag. Ich meine auch Stippchen im Mandelbereich auszumachen.
- Auf den ersten Blick würde ich auf eine *Streptokokken*-Angina tippen und den Patienten an den Arzt verweisen, da ich Behandlungsverbot für Scharlach und sonstige Streptococcus-pyogenes-Infektionen nach § 34 IfSG habe und vermutlich Antibiotika erforderlich werden, die ich nicht verschreiben kann.

Jetzt könnte die Prüfung auch in Richtung Differenzialdiagnose Angina (mit Mononukleose, Diphtherie, evtl. AIDS) weitergehen.

4.4 A Welche Erkrankungen können durch Streptokokken hervorgerufen werden?

- Erkrankungen, die typischerweise durch *Streptococcus pyogenes* (pyogenes = eiterbildend) ausgelöst werden, sind:
  - **Angina**, Peritonsillarabszess;
  - **Scharlach** (● 4.8);
  - **Impetigo contagiosa;**
  - **Erysipel**(● 10.4).
- Erkrankungen, die neben anderen Erregern auch durch Streptokokken ausgelöst werden können, sind:
  - Lymphangitis;
  - Meningitis;
  - Pneumonie;
  - Phlegmone;
  - Otitis media;
  - Sinusitis, Pharyngitis;
  - Puerperalsepsis, chirurgische Wundinfektion.
- **Scharlach und sonstige Streptococcus-pyogenes-Infektionen stehen in § 34, daher besteht Behandlungsverbot für Heilpraktiker!**

B Kann es Komplikationen geben?

- Neben der Ausbreitung der Infektion und der **Sepsis**, sind besonders die Streptokokken-Allergischen Zweiterkrankungen gefürchtet:
  - rheumatisches Fieber;
  - Glomerulonephritis;
  - Endo-, Myo-, Perikarditis.

Jetzt könnte die Prüfung in Richtung rheumatisches Fieber oder Glomerulo-nephritis und Niere oder Meningitis schwenken. Mögliche einleitende Fragen zur Meningitis könnten die Frage nach Kopfschmerzen oder positiven Meningismus-Zeichen sein.

4.5 A Welche Zeichen deuten auf Meningismus?

- Eine Reizung der Meningen äußert sich zum Beispiel durch:
  - **Nackensteifigkeit:** Das passive Beugen des Kopfes auf die Brust ist nicht bzw. nur mit zunehmendem Widerstand möglich.
  - Positives **Brudzinski-Zeichen:** Das passive Beugen des Kopfes beim liegenden Patienten (welches durch Nackensteifigkeit erschwert ist, s.o.) bewirkt eine Beugung im Hüft- und Kniegelenk.
  - Positives **Kernig-Phänomen:** Die passive Streckung der gebeugten Kniegelenke bei ebenfalls gebeugten Hüftgelenken ist schmerzhaft und ruft Widerstand hervor.
  - Positives **„Kniekuss"-Phänomen:** Das Kind/der Patient ist – auch mit Unterstützung – nicht in der Lage, das Knie mit den Lippen zu berühren.
  - Positives **Dreifuß-Phänomen:** Der Patient muss sich mit beiden Armen abstützen, um eine hockende Haltung einzunehmen.
  - Das **Lasègue-Zeichen:** Anheben der Beine des liegenden Patienten führt zu Schmerzen (dieses Zeichen ist z.B. auch bei Ischialgie/ Bandscheibenvorfall positiv).

B Wie kann es (noch) zu Meningitis kommen?

- Zum einen gibt es Infektionskrankheiten, die die Meningitis schon im Namen haben, wie die **Meningokokken-Meningitis** und -sepsis, die in § 6 steht, oder die **FSME** (Frühsommer-Meningoenzephalitis) aus § 7.
- Des Weiteren können etliche andere Bakterien, wie **Haemophilus influenzae**, *Pneumokokken*, *Staphylokokken*, *E. Coli*, *Salmonellen* und *Listerien* zu Meningitis führen; oder auch zur Begleitmeningitis im Rahmen von **Lyme-Borreliose**, **Tuberkulose** oder **Syphilis**.
- Auch andere virale Erkrankungen können zu Meningitis führen wie: **Masern, Mumps, Röteln, Polio.**
- Ferner kann es auch physikalisch zu Meningitis kommen, z.B. durch starke **Sonnenbestrahlung** oder **Strahlenexposition**.

4.6 Welche Kinderkrankheiten kennen Sie?

- Klassische Kinderkrankheiten sind **Windpocken**, **Masern**, **Mumps**, **Röteln**, **Polio(myelitis)**, **Keuchhusten**. Für sie besteht Meldepflicht und Behandlungsverbot.
- Weiterhin zählen zu den Kinderkrankheiten das Drei-Tage-Fieber und die Ringelröteln.

Jetzt könnte nach einer der aufgezählten Krankheiten gefragt werden, wie:

4.7 A Bitte erzählen Sie uns etwas über Keuchhusten.

- Keuchhusten (Pertussis) steht jetzt in § 6 IfSG, daher besteht nach § 24 Behandlungsverbot für Heilpraktiker und Meldepflicht. Der Erreger ist das Bakterium *Bordetella pertussis*, ein Toxinbildner. Die Übertragung erfolgt v.a. per Tröpfcheninfektion, auch per Kontakt.
- Nach einer Inkubationszeit von 1–2 Wochen verläuft die Erkrankung in 3 Stadien über einen längeren Zeitraum (langwieriger Verlauf).

- Das **erste Stadium** ist zwar schon hoch ansteckend, die typischen Hustenanfälle treten hier allerdings noch nicht auf, sondern **Grippe-symptomatik** mit Schnupfen und Kratzen im Hals und v.a. nachts **therapieresistenter Husten**, oft mit **subfebrilen Temperaturen** für ein bis zwei Wochen.

- Erst in der 3. Krankheitswoche werden die Hustenanfälle häufiger und schwerer, und es kommt zum **2. Stadium** mit **charakteristischen Hus-tenanfällen** (v.a. nachts) mit **bellendem Husten**, gefolgt von ziehender Einatmung **(inspiratorischer Stridor)**. Oft enden die Anfälle mit dem Auswürgen eines glasigen Schleims. Während der Hustenanfälle kommt es zu prall gefüllten Schädel- und Halsvenen, oft auch **Einblutungen in die Konjunktiven** (Bindehäute). Dieses Stadium kann drei bis sechs Wochen andauern.

- Im **3. Stadium** nehmen die Hustenanfälle langsam ab und es kommt zu einer bisweilen **monatelangen Erholungsphase**.

B Kann es auch Komplikationen geben?

- **Bei Säuglingen** können die Endotoxine statt zu Husten zu **Atempau-sen** führen, die u.U. zum Tode führen können (Letalität im jungen Säuglingsalter bis zu 5 %, mit zunehmendem Alter günstiger).

- Es kann zu **Bronchopneumonie**, Bronchiektasen, Otitis media und zu **Enzephalitis** kommen.

- Ferner ist auch eine Aktivierung schlummernder Infekte wie Tbc mög-lich.

4.8 Bitte grenzen Sie Masern von Scharlach ab.

- Masern und Scharlach stehen im IfSG und ich habe bei beiden Behand-lungsverbot, bei Masern sogar Meldepflicht.

- Erreger der *Masern* ist das **Masernvirus**, das typischerweise per Tröpf-cheninfektion oder Kontakt übertragen wird und eine **Inkubationszeit von 10–14 Tagen** hat.

- Erreger von Scharlach ist *Streptococcus pyogenes* (beta-hämolysierende Streptokokken der Gruppe A), der auch meistens per Tröpfcheninfektion, aber auch über Gegenstände übertragen wird, allerdings nur **wenige Tage** Inkubationszeit hat.

Ich würde nun beim Thema Scharlach bleiben und fortfahren ...

- *Scharlach* beginnt typischerweise **plötzlich mit hohem Fieber** (bis 39,5 °C), Kopf-, Hals- und Gliederschmerzen, eventuell sogar mit Erbrechen, Übelkeit oder Durchfall.
- Die regionalen **Lymphknoten im Kieferwinkel sind geschwollen und druckschmerzhaft.** Es besteht eine **Angina mit hochrotem Rachen,** Gaumen und Zäpfchen mit Sprach- und Schluckstörung.
- Eventuell tritt ab etwa dem 2. Tag das **Scharlachexanthem** auf, das oft in Achsel oder Leiste beginnt und sich über Rumpf und Gliedmaßen ausbreitet. Es handelt sich um **kleine, dichtstehende stecknadelkopfgroße Flecken,** meist auf diffus gerötetem Grund, eher **ohne Juckreiz.** Besonderheit ist das freibleibende Mund-Nasen-Dreieck, die „periorale Blässe".
- Die Zunge ist anfangs weißlich belegt und färbt sich etwa um den 6. Krankheitstag zur typischen **Himbeer- oder Erdbeerzunge.**
- Eventuell besteht Neigung zu hämorrhagischer Diathese.
- Bei Abheilung setzt eine **großflächige Schuppung der Handflächen und Fußsohlen** ein. Dieses Phänomen ist pathognomisch und kann auch auftreten, wenn kein Exanthem bestanden hat.
  ● Komplikationen 4.4 B
- Die *Masern* verlaufen in **drei Stadien:** Im **Prodromalstadium** kommt es zu **uncharakteristischen katarrhalischen Erscheinungen, leichtem Fieber** und ab dem 2. bis 3. Tag zu kalkspritzerartigen Flecken an der Wangenschleimhaut, den **Koplik-Flecken.** Es besteht **Konjunktivitis mit Lichtscheu** und es kann schon zum **Maserngesicht** kommen: **verheult, verrotzt, verschwollen.**
- Nach drei bis fünf Tagen fällt das Fieber für ein bis zwei Tage ab. Es folgt das **Exanthemstadium,** in dem das Fieber wieder bis ca. 40 Grad steigt. Das Exanthem ist **makulo-papulös** (makula = Fleck, papula = Knötchen), **konfluierend** (zusammenfließend) und beginnt meist am

Kopf und breitet sich über den Rumpf aus **(cranio-caudale Ausbreitung)**. Nach einem raschen, manchmal kritischen Fieberabfall schließt sich die **Rekonvaleszenz** an, in der der Hautausschlag abblasst und es zu **kleieförmigen Hautabschilferungen** kommen kann, bei denen die Hände ausgespart bleiben.

- Als **Komplikation** kann es zur **Masernenzephalitis** kommen, zu Herz-Kreislauf-Versagen und durch die Resistenzminderung zu **Bronchopneumonie** oder **Otitis media**.
- Nach durchstandener Erkrankung besteht lebenslang Immunität. Es gibt eine **STIKO-empfohlene Impfung** gegen Masern (ab dem 12. Lebensmonat).

4.9 Welche Infektionskrankheiten sind sexuell übertragbar?

- Gonorrhö (Gonokokken),***
- Syphilis (Treponema pallidum),***
- (Lymph-)Granuloma inguinale (Chlamydia trachomatis),*
- Ulcus molle (Haemophilus ducreyi),*
- AIDS (HIV),***
- Hepatitis B,***
- Herpes simplex ** Typ 2 und 1,
- Krätze,*
- Kandidose ... *

... sind die wichtigsten Erkrankungen, die auf jeden Fall genannt sein sollten. Die Aufzählung ließe sich noch weit ergänzen, z.B. Filzläuse, Warzen, Harnröhrenentzündung, Zytomegalie u.a.

Anmerkung

Die ersten vier Erkrankungen waren im seit 2000 nicht mehr gültigen BSG (Bundesseuchenschutzgesetz) gelistet. Sie sind aber noch in den Köpfen einiger Prüfer verankert, daher günstigerweise zuerst zu nennen.

4.10 A Bitte beschreiben Sie die Gonorrhö

- Gonorrhö, im Volksmund Tripper genannt, ist eine **sexuell übertragbare Erkrankung, daher besteht Behandlungsverbot für Heilpraktiker nach § 34.**
- **Erreger** sind die Gonokokken (Bakterium: *Neisseria gonorrhoeae*).
- **Nachweis** erfolgt aus Harnröhrensekret, Zervixabstrich.
- **Übertragung** findet meist durch Geschlechtsverkehr statt (genital, rektal, pharyngeal), selten auch über Kontakt- und Schmierinfektion (z.B. Augenbindehäute).
- **Inkubationszeit:** meist 3 Tage (2–8).
- Es handelt sich primär um eine Lokalinfektion der Schleimhäute des Urogenitaltrakts: Urethritis (Harnröhrenentzündung). Es entsteht keine Immunität und es gibt keine Impfung.
- **Die Symptome beim Mann:**
  - Dysurie: **Prickeln und Brennen der Harnröhre, Schmerzen beim Wasserlassen** (Algurie), **erst wässriger, zunehmend schleimig-eitriger Ausfluss** („Bonjour-Tröpfchen": Guten-Morgen-Tröpfchen, nachdem die Harnröhre längere Zeit nicht „durchgespült" wurde), häufiger Harndrang mit Entleerung geringer Mengen (Pollakisurie).
- **Die Symptome bei der Frau:**
  - Diese treten oft abgeschwächt und/oder verzögert auf (da die Gonokokken erst von der Vaginalschleimhaut zur Harnröhre wandern müssen), ansonsten Symptome der Urethritis.
- **Komplikationen:**
  - Übergreifen auf Nachbarorgane: beim Mann Prostata, Samenleiter, Bläschendrüse, Nebenhoden; bei der Frau Eileiter, Eierstöcke, Bartholin-Drüse;
  - durch narbige Verwachsung von Samen- bzw. Eileitern droht u.U. **Sterilität;**
  - Bakteriämie mit Gelenkentzündung, v.a. des Kniegelenks: **Monarthritis gonorrhoica;**
  - Entzündung des Herzens, v.a. Endo- u. Myokarditis;
  - Entzündung der Augen;

- Hauterscheinungen (Bläschen o. Pusteln v.a. an Armen und Beinen);
- sehr selten: Gonokokkensepsis, Gonokokken Meningitis;
- **bei Neugeborenen** durch Infektion im Geburtskanal: **Augenentzündungen**, die zur Erblindung führen können.

B Besteht Meldepflicht?

- Nein, aber Behandlungsverbot lt. § 24 IfSG (sexuell übertragbare Krankheit).

Zu Infektionskrankheiten ● auch 8.3 Pneumonie

5 Bewegungsapparat

5.1 Um welches Gelenk handelt es sich? Bitte benennen Sie die Strukturen.

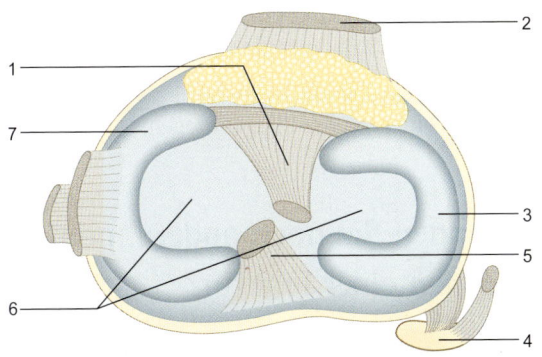

Abb. 5–1

Bei einer Bildvorlage des Kniegelenks sollte man erkennen, aus welcher Perspektive die Ansicht ist. Hilfreich sind dabei z.B. das Wadenbein (**4. Fibula**, die allerdings nicht an der Bildung des Kniegelenks beteiligt ist) und die **Patella**/Patellarsehne (**2.**). Strukturen, die bekannt sein müssen, sind **Innen- (7.) und Außenmeniskus (3.), vorderes (1.) und hinteres (5.) Kreuzband**, und natürlich die **Tibia (6.)**.

5.2 A Bitte nennen Sie allgemeine Frakturzeichen.

- Man unterscheidet sichere Frakturzeichen und unsichere Frakturzeichen.
- **Sichere Frakturzeichen** sind **sichtbare Knochenteile, Fehlstellung** durch Frakturverschiebung und **abnorme Beweglichkeit** bzw. abnorme Lage und das **Knirschen** von Knochen (Crepitation).
- Unsichere Frakturzeichen sind **Schmerzen, Schwellung, Hämatom** und **beeinträchtigte Funktion**, weil diese auch andere Ursachen haben können.

B Wie verhalten Sie sich bei Verdacht auf Fraktur?

Bei Verdacht auf Fraktur muss der Patient klinisch untersucht werden, z.B. per Röntgen. **Offene Brüche** werden mit einem **sterilen Verband** locker abgedeckt. Zum Transport wird der **entsprechende Körperteil ruhiggestellt**.

Je nach Ausmaß der Fraktur muss **evtl. der Notarzt** angefordert werden. Ebenso wenn es z.B. bei einer Oberschenkelhalsfraktur zur Verletzung von Blutgefäßen gekommen ist und sich ein Schock ankündigt. In dem Fall würde ich einen venösen Zugang legen.

C Kennen Sie noch andere mögliche Komplikationen einer Fraktur?

- Neben der **Verletzung von Blutgefäßen** kann es auch zur **Verletzung von Nerven** kommen, weshalb ich nicht nur die Pulse, sondern auch die Motorik und Sensibilität distal der Fraktur überprüfe.
- Unter Umständen können durch die Verletzung auch Fett-Tröpfchen in die Blutbahn gelangen und zur **Fettembolie** führen, die sich allerdings erst Stunden bis Tage nach dem Trauma z.B. in zerebralen Symptomen, Ateminsuffizienz oder Verbrauchskoagulopathie zeigen.
- Weitere Komplikationen wären **Infektion** und Osteomyelitis, das **Kompartment-Syndrom**, die **Pseudoarthrose** und das **Sudeck-Syndrom**.

5.3 Sie nannten gerade die Oberschenkelhalsfraktur. Im Zusammenhang mit welcher Erkrankung tritt diese häufig auf?

- Die Schenkelhalsfraktur ist typisch bei älteren Menschen, die an Osteoporose leiden.

5.4 A Bitte erzählen Sie uns etwas über die Osteoporose

- Bei der Osteoporose handelt es sich um eine **Verminderung des Knochengewebes bei erhaltener Knochenstruktur**. Man unterscheidet primäre und sekundäre Osteoporose.
- Die **primäre Osteoporose** betrifft v.a. **Frauen in der Postmenopause**, da die Hemmung der Osteoklastentätigkeit durch das Östrogen wegfällt, und **ältere Menschen** mit vermindertem Knochenstoffwechsel.
- Die **sekundäre Osteoporose** entsteht im Zusammenhang mit Bewegungsmangel **(Inaktivitätsosteoporose), Alkoholismus, Mangelernährung**, im Zuge von **Tumorerkrankungen**, Nebenschilddrüsenüberfunktion **(Hyperparathyreoidismus), Diabetes mellitus** und **Cushing-Syndrom**.
- Oft besteht Beschwerdefreiheit. **Ziehende Schmerzen der Wirbelsäule** und Extremitätenknochen können auch mit Rheumatismus verwechselt werden. Möglicherweise kommt es zum **„Tannenbaumeffekt"** (durch Schrumpfen der Wirbelsäule wirft sich das Gewebe in Falten) oder zum **„Witwenbuckel"** (Brustkyphose durch Keilwirbelbildung der BWS). Häufigstes Symptom sind allerdings die **Spontanfrakturen**, also Knochenbrüche ohne adäquates Trauma, wie die Schenkelhalsfraktur.

B Wie würden Sie therapieren?

- Grundlegend sind **ausreichende Calzium- und Vitamin-D-Zufuhr**. **Vorsichtiges Bewegungstraining** stimuliert den Knochenstoffwechsel.
- Bei der Ernährung empfehle ich **calciumreiche Vollwertkost** und rate zur **Vermeidung von phosphatreichen Lebensmitteln** wie Fertiggerichten, Wurst, Cola, **Kaffee und Alkohol**.
- Ergänzend würde ich Schüssler-Salze geben, vor allem Nr. 1 Calcium fluoratum und Nr. 2 Calcium phosphoricum.

Anmerkung

Sie müssen sich für die Prüfung nicht zwingend mit den Schüssler-Salzen auskennen. Einige Grundlagen der Naturheilkunde werden allerdings vorausgesetzt (● 24).

5.5 A Ein Patient kommt mit Schmerzen im Knie. Welche Ursachen fallen Ihnen dazu ein?

- Wie alt ist der Patient? Bei einem **Kind** würde ich als erstes an **rheumatisches Fieber** und im schlimmsten Fall an ein **Osteosarkom** denken, bei einem älteren Patienten eher an **Arthritis** oder **Arthrose**.

B Stellen wir uns einen männlichen Patienten, 55 Jahre alt, vor.

- Es könnte sich um eine **Arthritis** handeln, v.a. die **rheumatoide Arthritis**, aber auch eine Arthritis urica **(Gicht)** oder eine **Psoriasis-Arthritis**, möglicherweise auch um eine **Monarthritis gonorrhoeae**. Auch ein **Löfgren-Syndrom** (akute Sarkoidose) oder ein **Blutergelenk** kommen infrage, oder natürlich eine **aktivierte Arthrose**.
- Natürlich kann auch die **Arthrose**, die degenerative Gelenkserkrankung v.a. durch Abnutzung, zu Schmerzen im Knie führen.
- Zu bedenken ist auch, dass sich auch **Erkrankungen des Hüftgelenks oder Beckens** durch Schmerzen im Knie äußern können.
- Auch bei einem älteren Patienten muss ein **Osteosarkom** ausgeschlossen werden.
- Es gibt auch **Infektionskrankheiten**, die mit Gelenkschmerzen einhergehen, wie die **Borreliose** in späteren Stadien oder einige der virusbedingten hämorrhagischen Fieber, insbesondere das Dengue-Fieber. Aber in dem Fall würde der Patient vermutlich nicht zuerst in meiner

Heilpraktiker-Praxis vorsprechen und ich hätte sowieso Behandlungs-verbot und Meldepflicht.

5.6 Welche Aufgaben hat das Skelettsystem?

- Das Skelettsystem ist der **passive Teil** des **Bewegungsapparates**. An den Knochen setzen die Muskeln über die Sehnen an und ermöglichen so die Bewegung.
- Eine weitere wichtige Aufgabe ist der **Schutz von lebenswichtigen Organen**, wie dem Gehirn, Herz und Lunge.
- Außerdem stellt das Skelettsystem einen **Mineralstoffspeicher** dar, und im roten Knochenmark findet die **Blut-(Zell-)Bildung** statt.

6   Das Herz

6.1   Was ist die häufigste Todesursache in der westlichen Zivilisation?

- Die Koronare Herzkrankheit (KHK).

6.2   A Was wissen Sie über Koronare Herzkrankheiten?

- Es handelt sich um Erkrankungen der Herzkranzgefäße, die zu einer **Einengung des Gefäßlumens** und damit zur **Unterversorgung des Herzmuskels** führen.
- Die resultierenden Krankheitsbilder sind **Angina pectoris, Herzinfarkt**, stummer Herzinfarkt, plötzlicher Herztod, Herzinsuffizienz und Rhythmusstörungen.

Es könnte die nächste Frage kommen, z.B. „Bitte grenzen Sie AP und HI voneinander ab". Falls nicht, erzählen Sie von selbst weiter …

- Der große Unterschied zwischen Angina pectoris und Herzinfarkt ist die Tatsache, dass bei der Angina pectoris kein Gewebe abstirbt, wie es beim Herzinfarkt der Fall ist. Da beide auf dem Boden einer Koronarstenose entstehen, haben sie eine ähnliche Symptomatik:
  - Es kommt zu **Schmerzen hinter dem Brustbein, die in die Schultern und in die Kleinfingerseite des linken Armes ausstrahlen können**, gelegentlich auch in den Hals, linken Unterkiefer, Oberbauch, Rücken, sogar in die rechte Schulter und gleichzeitig in den rechten u. linken Arm.
  - Je nach Schwere des Anfalls kommt es zu Erstickungsanfällen mit **Vernichtungsgefühl u. Todesangst**.
  - Ein Herzinfarkt kann allerdings auch stumm oder mit uncharakteristischen Beschwerden auftreten.

B Wie verhalten Sie sich bei Verdacht auf Angina pectoris oder Herzinfarkt?

- Da sich AP aufgrund der Symptomatik nicht von HI unterscheiden lässt, bzw. in einen HI übergehen kann, **verständige ich den Notarzt**, bringe den Patienten in (halb-)**sitzende Position, entferne beengende Kleidung und beruhige ihn.**
- Wegen der Gefahr eines kardiogenen Schocks lege ich einen **venösen Zugang** (minimale Tropfgeschwindigkeit, um das Herz nicht zusätzlich zu belasten).
- Sofern es sich nicht um den ersten Anfall handelt, hat der Patient möglicherweise ein **Nitroglycerin-Präparat** (Nitro-Spray, **Nitro sublingual**) dabei. Dabei handelt es sich um ein verschreibungspflichtiges Medikament, das zur Erweiterung der Blutgefäße führt. Die Gabe führt neben der Erweiterung der Koronarien auch zu einem Absinken des Blutdrucks, weswegen es **nicht** genommen werden darf, **wenn der systolische Blutdruck unter 120 mmHg liegt**. Da der HP keine verschreibungspflichtigen Medikamente verabreichen darf, empfiehlt er nur die Einnahme oder **assistiert** er bei der **Selbstmedikation.**
- Wenn damit der Anfall nach wenigen Minuten beendet ist, ist das ein weiteres Indiz, dass es sich um Angina pectoris handelt, da Nitro nicht bei Herzinfarkt hilft.
- 25.1 Prüfung Martina

6.3 Einem 52-jährigen Mann wurde während des Sports etwas flau, weshalb er das Training abbrach und nach Hause ging. Wenige Tage später untersucht ihn der Arzt und diagnostiziert einen „stummen Herzinfarkt". Wie kann er das feststellen?

- Wahrscheinlich durch eine **Enzymdiagnostik**, bei der z.B. **CK(-MB), GOT**, LDH (bzw. α-HBDH) und **Troponin T** bestimmt wurde (Anmerkung: Dies ist kein Enzym, sondern ein Proteinkomplex);
- evtl. auch durch ein **EKG**, das nach einem Herzinfarkt typische Veränderungen zeigt.

Möglicherweise kommt man über Differenzialdiagnose zu Atemnot oder Ödemen auch zur Herzinsuffizienz, was zur nächsten Frage führt.

6.4 Welche Ursachen für Herzinsuffizienz kennen Sie?

- **Herzinsuffizienz beschreibt das Unvermögen des Herzens, das erforderliche Herzzeitvolumen zu erbringen**. Man unterscheidet kardiale und extrakardiale Ursachen.
- Die kardialen Ursachen sind:
  - koronare Durchblutungsstörungen;
  - Endokard: Klappenvitien (-stenose u./o. -Insuffizienz);
  - Myokard: Kardiomyopathie, Myokarditis, Medikamente (z.B. Betablocker), Elektrolytentgleisungen;
  - Perikard: Perikarditis (sicca/exsudativa, konstriktiva, calcarea);
  - Rhythmusstörungen/Störungen im Erregungsbildungs- u. Leitungssystem;
  - angeborene Herzfehler: z.B. offener Ductus Botalli, Fallot-Tetralogie, Klappenfehler.

- Extrakardiale Ursachen sind:
  - Hypertonie (arterieller Bluthochdruck);
  - Anämie (Blutarmut), Hypoxie (Sauerstoffmangel);
  - Pulmonale Hypertonie;
  - Schilddrüsenerkrankungen.

6.5 Was ist die häufigste Ursache für (Links-) Herzinsuffizienz?

- Hypertonie (Arterieller Bluthochdruck).

Jetzt könnte die Fragestellung auch über Hypertonie weitergehen (● 7.1).

6.6 A Bitte nennen Sie die Leitsymptome der Linksherzinsuffizienz.

- Die Leitsymptome der LHI ergeben sich aus dem Blutstau vor dem linken Herzen, also in den Lungenkreislauf. Es kommt zu **Dyspnoe** (Atemnot), erst bei Belastung **(Belastungsdyspnoe)**, später auch zu **Ruhedyspnoe**, zu **Orthopnoe** (Atemnot im Liegen, Anmerkung: Schlafen mit erhöhtem Oberkörper/Anzahl der Kissen), **Tachypnoe** (beschleunigte Atmung) und durch die verminderte Sauerstoffsättigung des Blutes zu **Zyanose.**
- Weitere Symptome sind **nächtliche Asthma cardiale-Anfälle** und im Spätstadium das (alveoläre) **Lungenödem**. (Weitere Symptome wie z.B. Leistungsminderung treten auch bei anderen Erkrankungen auf, sind also nicht wegweisend.)

Anmerkung

Mit „Lungenödem" assoziiert man als erstes das alveoläre Lungenödem, das zu feinblasigen Rasselgeräuschen führt und im Spätstadium auch ohne Stethoskop zu hören sein kann. Dies tritt erst in fortgeschrittenem Stadium auf und sollte, obwohl es ein eindrückliches Symptom ist, nicht als erstes genannt werden. Genau genommen resultieren schon die frühen Symptome (Atemnot) aus dem Lungenödem, allerdings dem interstitiellen Lungenödem.

B Kommt es auch zu Nykturie?

- Ja, es kommt bei LHI zur Nykturie, weil die Niere des Nachts besser durchblutet wird, wenn die anderen Organsysteme (Muskulatur, Verdauungssystem u.a.) zur Ruhe kommen.
- Aber durch Ausschwemmen der Ödemflüssigkeit bei Rechtsherzinsuffizienz beim nächtlichen Hochlegen der Beine kommt es auch hier zu Nykturie, daher zählt die Nykturie nicht zu den Leitsymptomen der LHI.

6.7 Bitte nennen Sie uns die Auskultationspunkte des Herzens.

- Die Mitralklappe hört man am besten im 5. Interkostalraum (ICR), links der Medioclavicularlinie.
- Die Trikuspidalklappe im 4. ICR parasternal rechts, die Aortenklappe im 2. ICR parasternal rechts und die Pulmonalklappe im 2. ICR parasternal links.
- Einen Gesamteindruck hört man am besten am Erb'schen Punkt im 3. ICR parasternal links.

Merke

„Anton Pulman Trinkt Milch um 22.45 Uhr. 3 Liter."

- Aortenklappe 2. ICR, parasternal rechts
- Pulmonalklappe 2. ICR, parasternal links
- Trikuspidalklappe 4. ICR, parasternal rechts
- Mitralklappe 5. ICR, links der MCL
- Erb-Punkt 3. ICR, parasternal links

Reihenfolge normalerweise: MITRAP.

7 Kreislauf

7.1 A Was wissen Sie über Hypertonie?

- Mit Hypertonie meint man den **arteriellen Bluthochdruck** im Körperkreislauf, eine der häufigsten Erkrankungen unserer Zivilisation. Von arterieller Hypertonie spricht man bei dauerhaft erhöhten Blutdruckwerten von **über 140 mmHg systolisch und 90 mmHg diastolisch.**
- Bis 159 zu 99 ist es noch eine leichte Hypertonie, **ab 160/100 mmHg** eine **mittelschwere** und bei Werten von **ab 180/110 mmHg** eine **schwere Hypertonie.**
- Man unterscheidet die häufigere (über 90 %) **essenzielle oder primäre Hypertonie** von der selteneren (unter 10 %) **sekundären Hypertonie**, die als Folge anderer **Grunderkrankungen** auftreten, v. a. von **Nierenerkrankungen** (renal), aber auch **Hormonstörungen** (endokrin) oder **Herz-Kreislauf-Erkrankungen** (kardiovaskulär).
- Bei der **essenziellen** Hypertonie ist die **genaue Ursache unbekannt** und es liegen keine organischen Gründe vor. Man hat aber festgestellt, dass bestimmte **Risikofaktoren** die Wahrscheinlichkeit erhöhen. Dazu zählen die Erkrankungen des metabolischen Syndroms, wie **stammbetonte Adipositas, Hyperlipidämie** und **pathologische Glucosetoleranz**, wie auch **Gicht**, das **Rauchen**, die **Ernährung** (zu viel Salz, Kaffee, Alkohol); aber auch Faktoren, die sich nicht beeinflussen lassen, wie die **familiäre Disposition** (60 % d. F.), das **Alter** und das männliche **Geschlecht** (wobei Frauen ab der Postmenopause ebenso betroffen sind).

B Welche Symptome treten auf?

- Lange Zeit weist die arterielle Hypertonie gar **keine Symptome** auf, weswegen es auch viele unerkannte Fälle und unzureichend behandelte Fälle gibt. Die frühen Symptome sind noch recht unspezifisch, wie frühmorgendliche **Kopfschmerzen, Ohrensausen, Schlafstörungen,** rote Gesichtsfarbe oder **Nasenbluten**. Oft kommt es auch zu **Hitzegefühl** und Schweißausbrüchen, es kann aber auch zu **Hautblässe** und **Kältegefühl** an Händen und Füßen kommen. Bei Hypertonikern wird oft auch leichte psychische Erregbarkeit beobachtet.

- Deutlicher wird die Symptomatik, wenn es dann zu **Angina pectoris**, verstärktem **Herzklopfen, Belastungsdyspnoe** bis Ruhedyspnoe oder Enzephalopatie kommt.

C Was sind die Komplikationen des Bluthochdrucks?

- Die Langzeitschäden sind **Arteriosklerose** mit ihren Folgen wie **KHK, Apoplex** oder **Aneurysmabildung, Linksherzinsuffizienz, Nierenschädigung** und Schädigungen an **Gehirn oder Augen**.
- Eine akute Komplikation ist die hypertensive Krise bzw. der **hypertensive Notfall**.

D Was ist ein hypertensiver Notfall, und wie kommt es dazu?

- Ein hyptertensiver Notfall ist ein **krisenhafter Anstieg** des Blutdrucks auf **über 230/120 mmHg**.
- Die häufigste Ursache ist das **Weglassen von Antihypertonika**, sei es durch Vergessen oder eigenmächtiges Absetzen. Auch **Angststörungen** oder **Panikattacken**, akute **Nierenerkrankungen** (z.B. akute postinfektiöse Glomerulonephritis ● 13.4) oder bestimmte **Medikamente** können Hochdruckkrisen auslösen.
- Es kann zu **akuter Linksherzinsuffizienz** mit **Lungenödem** oder bei bestehender KHK zu **Angina pectoris** kommen.
- Durch Beteiligung des Gehirns kann es zu **schwersten Kopfschmerzen, Übelkeit, Erbrechen, Schwindel, Sehstörungen, Bewusstseinsstörungen** bis hin zu **neurologischen Ausfällen**, evtl. Krämpfen kommen.

7.2 A Was wissen Sie über Arteriosklerose?

- Die Arteriosklerose, umgangssprachlich Arterienverkalkung genannt, entsteht als Folge von **Stoffwechselablagerungen**, die sich meist an kleinsten **Gefäßwandläsionen** anlagern. Die Läsionen entstehen durch **Blut-(hoch-)druck**, Blutwirbel und kleinste Verletzungen der Intima. Die Ablagerungen führen unter anderem zu reaktiver Bindegewebsvermehrung und Bildung von Narbengewebe, wo sich im weiteren Verlauf Kalk einlagert. So kommt es zur Einengung des Gefäßlumens und zur Verhärtung der Arterien.
- Für die Entstehung von Arteriosklerose gibt es Risikofaktoren 1. Ordnung, wie Bluthochdruck (Hypertonie) und erhöhtes (LDL-)Cholesterin, Diabetes mellitus und Übergewicht (metabolisches Syndrom). Als Risikofaktoren 2. Ordnung gelten Bewegungsmangel, Stress und erhöhtes Homocystein im Blut. Außerdem ist die Wahrscheinlichkeit bei familiärer Disposition, männlichem Geschlecht und mit zunehmendem Alter erhöht.

B Was gibt es für Folgen und Komplikationen der Arteriosklerose?

- Durch die Arterienverengung kommt es zu Durchblutungsstörungen bis hin zum Gewebsuntergang (Infarkt). Je nach Lokalisation kommt es zu
  - koronarer **Herzkrankheit** bis hin zum Herzinfarkt;
  - Durchblutungsstörungen des Gehirns bis hin zum **Schlaganfall**;
  - **akuten arteriellen Verschlüssen**, sowohl der Extremitäten als auch der inneren Organe, wie z.B. die Mesenterialembolie;
  - Bildung von **Aneurysmen**, die bei **Ruptur** zu tödlichen Blutungen führen können;
  - **pAVK:** peripheren arteriellen Verschluss-Krankheiten, allen voran die Claudicatio intermittens.

C Wie können Sie eine Arteriosklerose diagnostizieren?

- Da mir die klinischen Untersuchungen wie der Blick auf den Augen-hintergrund (in Ermangelung von Mydriatika), das Ultraschall-Doppler-Verfahren oder die Angiographie nicht zur Verfügung stehen, würde ich im Verdachtsfall an den Arzt verweisen.
- Mein Verdacht würde sich aus der **Anamnese** und aus der körperlichen Untersuchung, z.B. der Feststellung von **Strömungsgeräuschen** über den Arterien oder **seitendifferenten Blutdruck**, ergeben und ggf. durch das **Blutlabor** erhärten. Bei Verdacht auf pAVK könnte ich auch den **Ratschow-Test** oder die **Faustschlussprobe** durchführen.

7.3 A Was für eine Erkrankung könnte hier zugrunde liegen?

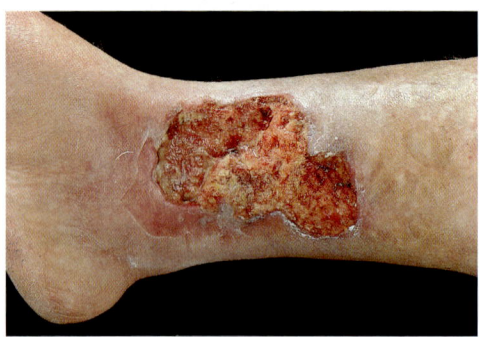

Abb. 7–1
Aus: Bork, Bräuninger.
Hautkrankheiten in der
Praxis. 3. Aufl.

- Ich sehe ein Geschwür an der Innenseite eines Unterschenkels. Das ist die typische Lokalisation eines **Ulcus cruris venosum**. Außerdem sieht es nicht hochentzündlich aus, wie es bei Phlegmone der Fall ist, einer eitrigen Entzündung, die mit Fieber einhergeht. Zur weiteren Abgren-zung würde ich den Patienten zur Entstehung befragen, mit Augenmerk auf **Chronisch venöse Insuffizienz**.

B Ja, es handelt sich um ein Ulcus cruris venosum als Folge eines Postthrombotischen Syndroms. Was können Sie uns zum Postthrombotischen Syndrom erzählen?

- Wie der Name schon sagt, handelt es sich um einen Zustand nach einer (meist tiefen) **Beinvenenthrombose**. Diese entsteht oft durch **Immobilisation**, insbesondere **postoperativ**, und wird begünstigt durch die sogenannten **„Virchow-Trias"**, bestehend aus:
  - **Änderung der Blutzusammensetzung**, sprich „dickeres Blut", sei es durch Flüssigkeitsmangel oder Überschuss an Blutbestandteilen wie Erythrozyten (z.B. bei Polyglobulie und Polyzythämie) oder Blutfetten (insbesondere LDL-Cholesterin);
  - **Verminderte Blutströmungsgeschwindigkeit** durch Immobilisation, z.B. Bettlägerigkeit durch Krankheit, Operation oder Gipsverband oder langes Sitzen mit eingeschränkter Bewegungsmöglichkeit, wie bei Fernflügen oder Busreisen oder durch Kompression der Venen, z.B. durch Schwangerschaft oder Tumoren;
  - **Schäden an den Gefäßwänden**, an denen es leichter zu Ablagerungen kommt.
- In der ersten Zeit der Thrombose-Entstehung ist die Gefahr groß ist, dass sich der Thrombus ablöst und als Embolus zu einer **Lungenembolie** führt. Je länger der Thrombus an der Gefäßwand haftet, umso mehr verwächst er mit ihr und wird damit zu einem **Strömungshindernis**. Aber auch wenn der Thrombus größtenteils abgebaut wird, können diese Abbauprozesse auch zu einer **Schädigung oder gar Zerstörung der Venenklappen** führen, womit der wichtigste Teil des Rückflussmechanismus fehlt und die Vene funktionsuntüchtig wird.
- Die Thrombose ist oft symptomarm und wird vielleicht erst nach einer abgelaufenen Lungenembolie festgestellt. So ist es für den Patienten gut, wenn es zu Symptomen kommt wie Schwellung, Wärme- und Spannungsgefühl oder gar Schmerzen.
- Das postthrombotische Syndrom kann in **vier Stadien** eingeteilt werden. Im Stadium I kommt es zur **Ödemneigung** ohne Gewebsverhär-

tung und es entsteht eine sekundäre Varikosis. Im Stadium II kommt es zu **Verhärtung (Induration)** von Haut und Unterhautfettgewebe, im Stadium III treten **sklerotische Veränderungen** auf und im Stadium IV kommt es zum **Ulcus cruris.**

8 Atmungssystem

8.1 A Welche Ursachen für Husten kennen Sie?

- Ursachen für Husten können **infektiös** sein, wie **Erkältung, akute und chronische Bronchitis, Lungenentzündung** (Pneumonie), evtl. Infektionskrankheiten aus dem IfSG: **Tuberkulose, Keuchhusten, Influenza, Diphtherie, Legionellose, Ornithose**, Typhus (Stadium 1), Lungenmilzbrand, Lungenpest u.a.;
- Karzinome können zu Husten führen, wie das **Bronchial- oder Lungenkarzinom**, oder Kehlkopfkrebs, die alle durch das **Zigarettenrauchen** begünstigt werden. Dieses ist selbst schon eine Ursache für Husten, wie auch das Einatmen anderer **Reizstoffe**, Dämpfe, Gase und Stäube;
- Erkrankungen, die sich primär in den Bronchien abspielen, allen voran **Asthma Bronchiale, COPD**, Bronchiektasen oder eingeatmete **Fremdkörper**, führen zu Husten;
- akute Geschehen der Lunge wie **Lungenembolie, Pneumothorax** oder das **Lungenödem**, das auch recht schnell entstehen kann, oder langsamere Geschehen wie **Lungenfibrose, Mukoviszidose**, Sarkoidose und evtl. Atelektasen;
- das Lungenödem entsteht meist durch Linksherzinsuffizienz, kann aber auch durch Nierenerkrankungen oder Eiweißmangel entstehen;
- **Allergien** oder Medikamentenunverträglichkeiten, z.B. gegen ACE-Hemmer, Betablocker oder NSAR;
- Erkrankungen von Kehlkopf wie Laryngitis, **Epiglottitis, Pseudokrupp** oder Verengungen der Luftröhre, z.B. durch Tumoren;
- außerdem gibt es auch psychische Ursachen, den sog. Nervösen Husten.

B Husten lässt sich in trockenen (Reizhusten) und feuchten (produktiven) Husten einteilen. Bitte ordnen Sie einige der soeben genannten Erkrankungen zu.

- Trockener Husten tritt eher bei Reizung der Atemwege durch Gase, Dämpfe oder Stäube auf.
- Auch beim Bronchialkarzinom, der Lungenfibrose oder dem Lungenemphysem ist der Husten eher trocken. Bei den Pneumonien ist eher die atypische Pneumonie von Reizhusten begleitet und die typische Pneumonie von produktivem Husten. Der nervöse Husten ist natürlich trocken.
- Husten mit Auswurf würde ich eher bei akuter Bronchitis oder Laryngitis erwarten. Die „maulvollen Expektorationen" sind typisch für Bronchiektasen. Ein Asthmaanfall endet oft mit dem Abhusten eines zähen, glasigen Schleims. Aber auch chronische Bronchitis, Lungenkrebs oder Tuberkulose können zu produktivem Husten führen.

C Bei welchen Erkrankungen kommt es zum Bluthusten?

- Bei **Lungenkrebs, Lungenembolie, akuter Herzinsuffizienz, Tuberkulose, Mukoviszidose, Bronchiektasen**, ferner bei der Wegener-Granulomatose oder Bluterkrankheit.

Anmerkung

Hämoptyse: kleinere Mengen werden abgehustet;

Hämoptoe: größere Blutmengen werden abgehustet.

Aber keine Sorge: Es ist ja keine Vokabel-Prüfung!

8.2 A Sie sagten gerade COPD. Was versteht man unter COPD?

- COPD steht für **chronisch obstruktive Lungenerkrankung** (chronic obstructive pulmonary disease). Darunter werden Erkrankungen zusammengefasst, die durch **Atemnot, Husten und Auswurf (AHA)** gekennzeichnet sind und die chronisch sind, also über Monate oder Jahre bestehen. In erster Linie sind das die **chronisch obstruktive Bronchitis** und das **Lungenemphysem**.
- COPD entspricht der umgangssprachlichen „Raucherlunge", da der Großteil der COPD-Patienten **Raucher, Exraucher** oder Passivraucher sind.

B Wie können Sie ein Lungenemphysem erkennen?

- Das Lungenemphysem ist eine **Überblähung der Lunge**, bei der es zur irreversiblen Erweiterung und Verschmelzung von Alveolarräumen gekommen ist, was zu einer **Verminderung der Gasaustausch-Oberfläche** führt.
- Diese Überblähung der Lunge sorgt dafür, dass die Rippen quasi in Einatemstellung fixiert sind; man spricht vom **„Fassthorax"**. Außerdem sind die **Schlüsselbeingruben verstrichen** oder vorgewölbt.
- Zur Bestätigung könnte ich ein **Maßband** um den Thorax des Patienten legen und ihn tief ein- und ausatmen lassen. Beim Gesunden würde sich der Brustumfang um 10–12 cm oder mehr ausdehnen, während es **beim Emphysematiker nur wenige Zentimeter** sind.
- Eine weitere Möglichkeit wäre, den Patienten zu bitten, ein Streichholz oder eine Kerze aus 15 cm Abstand auszublasen, wozu er nicht in der Lage ist, da er eine **erschwerte Ausatmung** hat und die Luft nicht mehr so stark beschleunigen kann.
- Durch die schlechtere Ausatmung nimmt der Brustumfang nach mehrmaliger schneller Ein- und Ausatmung zu.

C Wie wären dabei Perkussions- und Auskultationsbefund?

- Die Perkussion ergibt durch den vergrößerten Resonanzraum einen **hypersonoren Klopfschall**. Die Lungengrenzen sind wenig verschieblich und es besteht ein **Zwerchfelltiefstand**.
- Auskultatorisch wären wahrscheinlich durch die vermehrte Luft die **Geräusche gedämpft**, also ein **abgeschwächtes Bläschenatmen**, und die **Herztöne leiser** wahrnehmbar. Da gleichzeitig noch die chronisch obstruktive Bronchitis besteht, könnten auch **kontinuierliche Nebengeräusche** (trockene Rasselgeräusche, früher als Pfeifen, Giemen, Brummen bezeichnet) hörbar sein.

8.3 Welche Ursachen für akute Atemnot kennen Sie? Bitte nennen Sie einige Charakteristika.

- Die **Lungenembolie** beginnt mit plötzlicher Atemnot, **atemabhängigen Brustschmerzen**, evtl. blutigem Husten. Der Patient ist zyanotisch, hat schnelle Atmung und schnellen Puls. Anamnestisch finden sich Immobilität, oft **nach Operationen**.
- Zum **Spontanpneumothorax** kommt es besonders bei jüngeren, **schlanken Patienten**, die schnell gewachsen sind, unter **(Lungen-) Belastung**, beim Sport, beim Aufblasen von Luftballons etc. Er äußert sich mit akut einsetzender Atemnot, **einseitigen Schmerzen** und **asymmetrischer Atembewegung**.
- Bei einem **akuten Lungenödem**, z.B. bei Herzinfarkt oder anderer dekompensierter Linksherzinsuffizienz, sind schnell **brodelnde Rasselgeräusche**, im weiteren Verlauf sogar ohne Stethoskop, hörbar. Es kann auch durch **ARDS** auftreten (Acute Respiratory Distress Syndrome); in dem Fall hätte der Patient aber zuvor Reizgase eingeatmet oder kürzlich einen Schock gehabt.
- Akute Atemnot kann auch durch ein **Thoraxtrauma** auftreten, da wäre dann das Trauma bekannt oder gar sichtbar.

- Auch ein besonders langer oder heftiger Asthma-Anfall, der **Status asthmaticus**, ist von akuter Atemnot begleitet. Dabei hat der Patient einen **überblähten Brustkorb, hochgezogene Schultern, trockene Rasselgeräusche** und Asthma in der Anamnese.
- Ein weiterer Grund könnte ein **Fremdkörper** in den Atemwegen sein, bei Kindern oft Spielsachen, bei älteren Menschen auch mal Gebissteile. Die Aspiration ist normalerweise bekannt. Hier kann der **Heimlich-Handgriff** lebensrettend sein.
- Bei akuter Atemnot durch Kehlkopfgeschehen kommt es meist zum inspiratorischen Stridor. Tritt gleichzeitig Fieber auf, könnte es sich um eine **Epiglottitis** handeln, bei der schon die Racheninspektion die Lage verschlechtern kann.
- Ein **Insektenstich** oder **allergische Reaktionen** können zum **Glottisödem** führen.

- Aber auch Geschehen außerhalb des Respirationstrakts können zu akuter Atemnot führen, z.B. der **Herzinfarkt** mit **atemunabhängigen Schmerzen**, die oft **ausstrahlen**, typischerweise in Schulter und Arm, v.a. Kleinfingerseite des linken Armes, aber auch in Unterkiefer, Rücken oder Bauch.
- Bei einer **Störung des Atemzentrums** sind weitere neurologische Ausfälle zu erwarten, wie Halbseitenlähmung, Störung der Sprache oder des Verstehens oder Hirnnervenausfälle.
- Eine **Anaphylaxie** kann zu akuter Atemnot führen. Ihr sind vermutlich andere allergische Reaktionen, wie Urtikaria, Juckreiz, Flush, vorausgegangen (● 22 Notfälle).
- Eine **Aortenaneurysmaruptur** wäre neben der Atemnot von akut einsetzenden Schmerzen in Schultern und Rücken und **Schocksymptomen** begleitet.
- Akute Atemnot durch **Hyperventilation**, begleitet von Pfötchenstellung der Hände, Kribbeln und Taubheitsgefühl in Lippen und Händen, ist einer der wenigen Auslöser, bei denen ich nicht gleich den Notarzt verständigen würde, sondern den **Patienten** erst **beruhigen** und in eine **Plastiktüte atmen** lassen würde.

8.4 Welche Erreger für Pneumonie kennen Sie?

- Die typische Pneumonie wird vor allem durch **Pneumokokken**, aber auch **Staphylokokken** oder **Streptokokken** hervorgerufen;
- die atypische Pneumonie von anderen Bakterien, Viren und Pilzen (und Parasiten), zum Beispiel Bakterien wie **Chlamydien** (Chlamydia psittaci für die Ornithose), **Legionellen** (für die Legionellose), **Mykobakterium tuberculosis** (Tuberkulose), *Bacillus antracis* (Lungenmilzbrand), *Coxiella burnetii* (Q-Fieber).
- **Haemophilus influenzae** und *Mykoplasmen* eher bei Kindern.
- Viral bedingte (atypische) Pneumonien werden zum Beispiel ausgelöst durch das **Influenzavirus**, Adenoviren, Coxsackie- aber auch das Masernvirus,
- Pilze wie Candida oder Pneumocystis (-Pneumonie, v.a. bei AIDS-Kranken, Immungeschwächten und Säuglingen).

Jetzt könnte die Prüfung weitergehen mit den genannten Erkrankungen, z.B. Ornithose, oder mit Fragen zu den Erregern, z.B. Chlamydien oder Streptokokken (● 4.4 A).

9 Blut

9.1 A Was könnte diese Patientin haben?

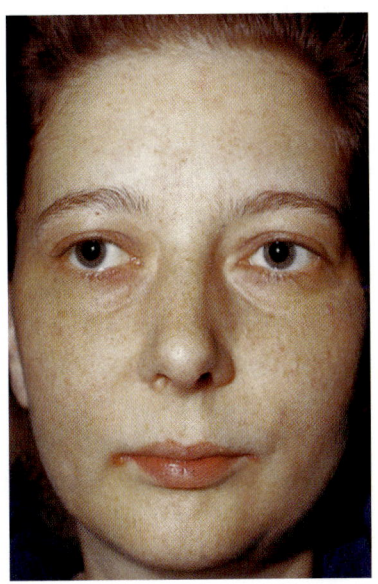

Abb. 9-1
Aus: Frank W. Tischendorf. Der
Diagnostische Blick. 7. Aufl.

- Auf den ersten Blick fallen mir die Mundwinkelrhagaden auf, wie ich sie vor allem im Zuge einer Anämie kenne. Die Patientin könnte blass sein. Um das besser abschätzen zu können, würde ich mir gerne die Augenbindehäute anschauen. Unter Umständen könnte sie ein gelbliches Hautkolorit haben, was auf Hämolyse hinweist.
- Ferner habe ich den Eindruck, dass die Augenachsen abweichen und die Pupillen etwas weit erscheinen.

Zur folgenden Frage gelangen wir vielleicht auch über die DD zu Müdigkeit oder Tachykardie, über chronische Blutungen oder Tumorgeschehen.

B Was wissen Sie über Anämie?

- Bei der Anämie, der sog. Blutarmut, kommt es zu einer Verminderung der Erythrozytenzahl, der Hämoglobinkonzentration und/oder des Hämatokrits.
- Die häufigste Form in Deutschland ist die Eisenmangelanämie, gefolgt von der Vitamin-B$_{12}$-Anämie.

C Kennen Sie noch andere Ursachen für Anämie?

- Wenn wir gerade bei **Mangel** sind: Es könnte auch die **Folsäure** oder das **Erythropoetin** aus der Niere fehlen (welches die Ery-Bildung anregt).
- Im Zuge von **bösartigen Geschehen** kommt es zur Anämie durch eine **Eisenverteilungsstörung**, wie auch bei **chronisch entzündlichen Geschehen** (z.B. rheumatoider Arthritis). **Störungen des Knochenmarks**, v.a. durch **Leukämie**, aber auch bei **Aplastischer Anämie**.
- Häufige Ursachen sind auch **Blutverluste**. Neben der **Regelblutung** sind das oft auch **Sickerblutungen aus dem Verdauungstrakt**, z.B. durch abgerissene Polypen oder Geschwüre. Sichtbare Blutungen durch **Hämorrhoiden, Colitis ulcerosa** oder **Hämaturie** erleichtern die Ursachenforschung. Patienten mit Blutungen durch **Unfall** oder **Operationen** landen eher nicht in der Heilpraktikerpraxis, ebenso wie Patienten mit **Infektionskrankheiten** wie **Malaria** oder **virusbedingtem hämorrhagischem Fieber**.

Damit haben wir sauber erwähnt, dass auch dies zu den Ursachen der Anämie zählt.

- **Gesteigerter Bedarf** während **Schwangerschaft, Stillzeit** und **Wachstum** sind weitere häufige Ursachen für Anämie, und der **gesteigerte Abbau** wie z.B. bei **Erbkrankheiten** wie **Sichel- und Kugelzellanämie**, durch **künstliche Herzklappen, Autoimmunerkrankungen, Vergiftungen** oder **Hypersplenismus**.

9.2 Nennen Sie uns doch ein paar Ursachen für Eisenmangelanämie.

- An erster Stelle sind die Frauen zu nennen, die eine Anämie durch den Blutverlust bei der **Menstruation** entwickeln oder durch gesteigerten Bedarf während **Schwangerschaft** und **Stillzeit**. Auch bei Kindern im **Wachstum** kommt es zu gesteigertem Eisenbedarf.
- **Chronische Blutungen**, v.a. aus dem **Magen-Darmtrakt** oder **gestörte Aufnahme** von Eisen, z.B. bei **Sprue** oder **M. Crohn** sind weitere mögliche Ursachen, oder, wie gesagt, bei **chronischen Infektionskrankheiten** oder **bösartigen Tumorgeschehen** kommt das Eisen nicht mehr zu den Erythrozyten (**Eisenverteilungsstörung**).
- Natürlich könnte auch der Eisenmangel durch **Mangelernährung** kommen, vielleicht eher bei Vegetariern oder Alkoholikern.

9.3 Was wären denn Hinweise auf eine Eisenmangelanämie?

- Zuerst wären da die Allgemeinsymptome wie bei jeder Anämie, vor allem die **Blässe** von **Haut und Schleimhäuten, Leistungsminderung, Schwäche** und häufiger **Schwindel. Kälteempfindlichkeit, Tachykardie, Schlafstörungen, Kopfschmerz** und vielleicht auch **Atemnot**.
- Hinweise auf Eisenmangelanämie wären die **Mundwinkelrhagaden, Zungenbrennen, spröde, trockene, rissige Haut** und **brüchige, splitternde Nägel**, evtl. sogar Hohlnägel; spröde Haare oder Haarausfall.

9.4 Welche Blutparameter würden Sie erwarten?

- Bei einer „echten" Eisenmangelanämie würde zuerst der **Ferritinwert sinken**, und dann (im Ggs. zur Anämie bei Tumoren oder chronischen

Entzündungen) der **Transferrinwert steigen.** Erst danach kommt es zu den Veränderungen der Erythrozyten, die dann **mikrozytär** (kleinzellig) und **hypochrom** (mit vermindertem Farbstoffgehalt) werden. **Hämaglobin** bzw. **Hämatokrit** wären **erniedrigt**, sowie das freie Eisen.

Die Werte sollten eher für die schriftliche Prüfung bekannt sein.

Tab. 9-1 Modifiziert nach Thiele: Mensch Körper pocket. Einführung in Bau, Funktion und Krankheit. Börm-Bruckmeier 2010.

Normwerte	Männer	Frauen
Erythrozyten	4,6–6,2 Mio./mm^3	4,2–5,4 Mio./mm^3
Hämatokrit	40–54 Vol.-%	37–47 Vol.-%
Hämoglobin	14–18 g/dl	12–16 g/dl
Retikulozyten	0,8–1 %	
Thrombozyten	150–400 000/mm^3 bzw./µl	
Leukozyten	4.800–10 000/mm^3 bzw./µl	
MCH Mittleres korpuskuläres Hämoglobin (Hämoglobin eines durchschnittlichen Erys, HbE)	28–32 pg (1,7–2,0 fmol) erniedrigt: hypochrome Anämie erhöht: hyperchrome Anämie	
MCHC = MCH-Konzentration	Normal: 31–37 g/dl	
MCV Mittleres korpuskuläres Volumen (Volumen eines durchschnittlichen Erys)	85–98 fl erniedrigt: mikrozytäre Anämie erhöht: makrozytäre Anämie	
Transferrin	200–400 mg/dl	
Ferritin	*16.–50. Lebensj.:* 34–310 ng/ml *65.–87. Lj:* 4–665 ng/ml	*16.–50. Lebensj.:* 22–112 ng/ml *65.–87. Lj:* 13–651 ng/ml

9.5 A Was wären denn spezifische Symptome der Vitamin-B$_{12}$-Mangelanämie?

- Da Vitamin B$_{12}$ auch für die **Nerven** wichtig ist, kommt es bei Mangel auch zu **neurologischen Symptomen**, wie **Parästhesien, verminderter Tiefensensibilität** bis hin zu **Gangunsicherheit**, evtl. **Schmerzen**. Außerdem werden die größeren Erythrozyten verstärkt durch die Milz abgebaut, weshalb es zu einem **Anstieg des indirekten Bilirubins** kommt, was den Patienten eine **grau-gelbe Hautfarbe** gibt.
- Auch die anderen Blutzellen sind von der veminderten Zellteilungsrate im Knochenmark betroffen, so kommt es auch evtl. zur **Leukozytopenie** und **Thrombozytopenie**, was zu Abwehrschwäche und evtl. zur Blutungsneigung führt.

B Wie wäre hier das Blutlabor?

- Der einzelne Erythrozyt ist zwar größer (makrozytär → **MCV erhöht**) und mit Hämoglobin überladen (hyperchrom → **MCH erhöht**), aber die Erythrozytenzahl ist stark vermindert, sodass es trotzdem zu einem **erniedrigten Hämoglobin** und **Hämatokrit** kommt.
- Wie gesagt kommt es evtl. gleichzeitig zu **Leukozytopenie** und **Thrombozytopenie**.
- Außerdem könnte man den **Vitamin-B$_{12}$-** und den **Folsäurespiegel** im Blut messen (die wahrscheinlich beide erniedrigt wären).
- Bei der Perniziösen Anämie könnten auch **Autoantikörper** gegen die Belegzellen des Magens oder den Intrinsic factor feststellbar sein.

9.6 Welcher Altersgruppe würden Sie Vitamin-B$_{12}$-Mangel- und Eisenmangel- anämie zuordnen?

- Die Vitamin-B$_{12}$-Mangelanämie entsteht ja oft durch verminderte Auf- nahme, sei es durch den Darm, sei es durch die Ernährung. Autoimmun- vorgänge spielen häufiger eine Rolle. Dies sind alles Faktoren, die ich eher dem älteren Patienten zuordnen würde, während der Eisenmangel schon bei jüngeren Patienten auftritt, bei Kindern durch das Wachstum, bei Frauen durch die Menstruation.

9.7 A Bitte schildern Sie Ihr Vorgehen bei der Blutabnahme.

● 25.1.4

B Was sind Kontraindikationen für eine i. m.-Injektion?

- Grundsätzlich brauche ich das **Einverständnis** des Patienten.
- Ich darf nicht i. m. spritzen, wenn eine **Lyse** zu erwarten ist, also bei Verdacht auf Herzinfarkt, Schlaganfall oder einen sonstigen Gefäßver- schluss. Außerdem würde eine i. m.-Spritze im Zuge eines Herzinfarkts die **Enzymdiagnostik** verfälschen. Genausowenig darf ich i. m. sprit- zen, wenn beim Patienten schon eine **Gerinnungsstörung** vorliegt, z.B. durch **Antikoagulanzien** (Medikamente wie Marcumar®, Plavix® oder Heparin) oder wenn eine **Hämophilie** (Bluterkrankheit) vorliegt.
- Bei **darniederliegendem Kreislauf** wäre eine i. m.-Spritze kontraindi- ziert, weil das Mittel nicht mehr in den Kreislauf kommen würde. Und natürlich darf ich nicht in **Hautveränderungen** injizieren, wie narbige Veränderungen oder Exantheme (egal welche Technik).

C Was sind die Gefahren beim Spritzen?

- Es besteht **Infektionsgefahr** sowohl für den **Patienten** (Hepatitis, AIDS, Spritzenabszess durch Staphylo- oder Streptokokken) als auch für den **Behandler.**
- Eine weitere Gefahr ist die **Verletzung** von z.B. Gefäßen, Organen, Nerven und das Spritzen in **falsches Gewebe**, also z.B. ein subkutan oder intravenös zu verabreichendes Medikament in den Muskel oder umgekehrt.
- Bei den Medikamenten besteht die Gefahr, dass es eine **Anaphylaxie** bis hin zum **Schock** auslöst, dass es das **falsche Medikament** ist oder dass es **falsch dosiert** wird, oder dass es **überlagert** ist.
- Weitere Gefahren sind immer die **Blutung,** der **Spritzenkollaps** oder **übermäßige Schmerzen** durch **fehlerhafte Technik,** wie die Wahl der falschen Kanüle (zu kurz für Adipöse; zu dünn, zu dick), unruhige Führung der Kanüle, zu zaghaftes Einstechen oder zu schnelles Injizieren.

9.8 A Was können Sie uns zu diesem Patienten erzählen?

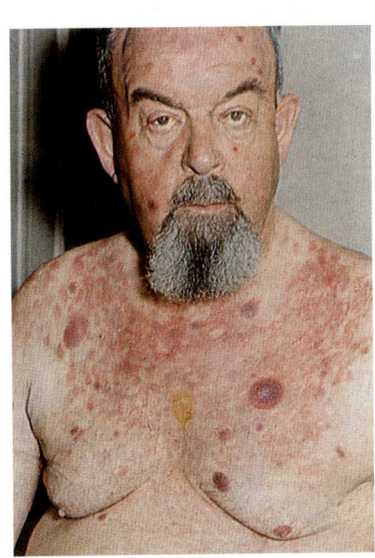

Abb. 9–2
Aus: Frank W. Tischendorf. Der
Diagnostische Blick. 7. Aufl.

- Ich sehe einen älteren Herrn mit **multiplen Hauterscheinungen**, die allerdings nicht hochakut oder entzündlich wirken. Ich würde sie z.B. den **Hautinfiltrationen** im Zuge einer **Leukämie** zuordnen.
- Vermutlich hat der Patient kein Fieber, sondern eher die **B-Symptome:** Leistungsminderung, ungewollte Gewichtsabnahme, Nachtschweiß und evtl. subfebrile Temperaturen?

B Ja richtig. Was wissen Sie über Leukämie?

- Die Leukämie ist eine **maligne Erkrankung des Knochenmarks**, somit kommt es neben den pathologischen Veränderungen der Leukozyten auch zu **Anämie und Thrombozytopenie**.
- Nach dem Verlauf werden **akute** und **chronische Leukämien** unterschieden, nach betroffener Zellstammreihe die **lymphatische** und die **myeloische** Leukämie. (Ferner auch nach Reifegrad der Leukozyten in unreifzellige und reifzellige Leukämie.)
- Die **akut lymphatische Leukämie** betrifft eher **Kinder** und hat **günstigere Prognosen** als die anderen Formen (Heilung bei 70–80 % der Kinder). Sie kann wie eine **akute Infektionskrankheit mit Schüttelfrost und Fieber** auftreten, evtl. mit **Ulzerationen im Mundbereich** (Gingiva, Tonsillen, Zunge) **oder** auch schleichend beginnen mit **unklarer Symptomatik** wie **Anämie** (Schwäche, Blässe, s.o.), **Granulozytopenie** (Abwehrschwäche) oder **Thrombozytopenie** (hämorrhagische Diathese).
- Manchmal kommt es auch zu **Knochenschmerzen** und zu **Lymphknoten- oder Milzschwellung**. In 25 % der Fälle kommt es zu **Hautinfiltraten** z.B. in Form von multiplen kleinen violetten Papeln.
- Die **chronisch lymphatische Leukämie** betrifft vorwiegend **Männer fortgeschrittenen Alters.** geht fast immer mit **symmetrischen Lymphknotenschwellungen** und Milzschwellung einher. Sie hat einen weniger dramatischen Verlauf als die akuten Leukämien und ist oft durch Abwehrschwäche mit **gehäuften Infektionen** und die Anämie mit **Leistungsminderung** verbunden, womit wir wieder zu den **B-Symptomen** kommen (s.o.).

- Die **chronisch myeloische Leukämie** geht meist mit deutlicher **Milz-vergrößerung** (Splenomegalie) und weniger mit Lymphknotenschwellungen einher. Sie betrifft eher **Erwachsene** (20. bis 40. Lebensjahr).
- Auch die **akute myeloische Leukämie** betrifft eher **Erwachsene**, die sich wieder ähnlich der akut lymphatischen Leukämie äußert.

C Wie sieht es denn hier mit den Leukozyten-zahlen aus?

- Während es im Zuge von akuten Leukämien neben der **Erhöhung** der Leukozytenzahlen auch zu **normaler** oder **verminderter** Anzahl kommen kann, sind die Leukozyten bei den chronischen Leukämien **quasi immer erhöht.** (und pathologisch verändert)

- auch 3. Untersuchung
- 10.1 Abwehr(zellen)
- 23.10 hämorrhagische Diathese
- 27 Laborparameter

9.9 Was sind allgemeine Entzündungszeichen im Blut?

- **Beschleunigte BSG** (oder BKS: Blutkörperchensenkungsgeschwindigkeit), **erhöhtes CRP** (C-reaktives Protein) und meist **Leukozytose mit Linksverschiebung.**

9.10 Was versteht man unter Leukozytose?

- Eine **Erhöhung der Leukozytenzahlen** auf **über 10.000** Stück pro μl (mm³) (je nach Autor/Labor auch 9 000–11 000).
- Dazu kommt es bei **Abwehrgeschehen**, zum Beispiel bei **bakteriellen Infektionen** oder bei **chronisch entzündlichen Erkrankungen**. Eine Leukozytose kann auch der erste Hinweis auf eine **Leukämie** sein. Auch bei **akutem Zelluntergang** kommt es zur Leukozytose, wie bei einem **Herzinfarkt**, durch **Traumen** oder **Verbrennungen**.

9.11 Was ist eine Leukopenie?

- Eine **Erniedrigung der Leukozyten** auf **unter 4.000** Stück pro μl (mm³). Dazu kommt es z.B. bei **Virusinfekten** und bei ein paar wenigen bakteriellen Infektionen, z.B. Typhus abdominalis oder Brucellose aber auch bei **Störungen des Knochenmarks**, z.B. bei **Vitamin-B$_{12}$- oder Folsäuremangel**, durch **Medikamente**, **Strahlung** und selten auch bei **akuten Leukämien**.

9.12 Wie kann es zu einer Thrombozytopenie kommen?

- Eine Thrombozytopenie ist ein Mangel an Blutplättchen, also ein Wert von **unter 150.000** pro μl (mm³).
- Bei Kindern tritt die Thrombozytopenie am häufigsten **idiopathisch** auf, könnte aber auch durch Schädigung des Knochenmarks, insbesondere durch **Leukämie**, aber auch bei Vitamin-B$_{12}$- oder Folsäuremangel auftreten. Ein gesteigerter Abbau von Thrombozyten in der Milz beim **Hypersplenismus** kann zu Thrombozytopenie führen.
- Auch im letzten **Schwangerschaft**sdrittel oder im Zuge von **Alkoholismus** und **Leberzirrhose** kann es dazu kommen.
- Im Zuge einiger **Infektionskrankheiten** wie Malaria, Epstein-Barr-Virus-Infektion, Ringelröteln kann es zu Thrombozytopenie kommen

und durch **Verbrauchskoagulopathie** wie bei virusbedingtem hämorrhagischen Fieber.

- Auch durch **Medikamente** wie Heparin, aber auch **allergisch, toxisch, postinfektiös** und **paraneoplastisch**, kann es zur Thrombozytopenie kommen.

9.13 Was ist ein Differenzialblutbild?

- Das Differentialblutbild, oder auch großes Blutbild, umfasst zusätzlich zum kleinen Blutbild, das neben den Erythrozytenindizes nur die Anzahl von Thrombo- und Leukozyten enthält, eine **genaue Aufschlüsselung, aus welchen Untergruppen sich die Leukozyten zusammensetzen** (Neutrophile, Lymphozyten, Monozyten, Eosinophile, Basophile).

10 Lymphe/Immunologie

10.1 Woraus besteht unser Abwehrsystem?

- Unser Abwehrsystem besteht aus vielen Anteilen. Es lässt sich einteilen in **zelluläre** und **humorale** („Körperflüssigkeiten betreffende", keine Zellen) Abwehr.
- Weiter lässt es sich in **spezifische** und **unspezifische** Abwehr einteilen.
- Zur **zellulären Abwehr** zählen die **Leukozyten**.
- Während **Monozyten/Makrophagen** und **Granulozyten** (neutrophile, eosinophile und basophile) unspezifisch sind, reagieren die (B- und T-)**Lymphozyten spezifisch** auf bestimmte Antigene, außer die natürlichen Killerzellen (unspezifisch arbeitende T-Lymphozyten).
- Von der humoralen Abwehr sind **nur** die **Antikörper**, Eiweiße die von Plasmazellen (aktivierten B-Lymphozyten) gebildet werden, Antigenspezifisch. Alle anderen humoralen Faktoren sind **unspezifisch**, wie das **Komplementsystem**, **Akute-Phase-Proteine**, Interleukine oder der **Säureschutzmantel der Haut**, das **Lysozym** im Speichel und Tränenflüssigkeit, Schleim und Flimmerhärchen, eine intakte Darmflora.

10.2 A Was genau ist eigentlich das Lymphsystem?

- Das Lymphsystem setzt sich zusammen aus der **Lymphflüssigkeit**, den **Lymphgefäßen** einschließlich des Milchbrustganges (**Dct. thoracicus**, der der Cisterna chyli entspringt) und des **Dct. lymphaticus dexter**. Die **Lymphknoten** zählen zum Lymphsystem, aber auch der **lymphatische Rachenring** (Waldeyer-Abwehrring), bestehend aus den Mandeln **(Tonsillen)** (Rachenmandel: Tonsilla pharyngealis; paarige Gaumenmandeln T. palatina; Zungenmandel: T. lingualis) und den **lymphatischen Seitensträngen**.

- Der **Wurmfortsatz** und die **Lymphfollikel des Darmes**, wie die **Payer-Plaques** im Dünndarm zählen dazu, ebenso wie die **Milz** mit ihrer weißen Pulpa.
- Dies alles waren sekundär lymphatische Organe, demgegenüber in den **primär lymphatischen Organen Thymus und Knochenmark** kein „Kampfgeschehen" stattfindet, sondern die Prägung/Ausdifferenzierung der Vorläuferzellen in T- und B-Lymphozyten.

B Welche Aufgaben hat die Milz?

- Die Milz spielt eine wichtige Rolle bei der **Blutmauserung**, da sie für den **Abbau überalterter Erythrozyten** und anderer **abnormer Blutzellen** zuständig ist. Sie **reinigt** das Blut und **fängt kleinere Thromben ab**.
- In der Milz findet die **Vermehrung von Lymphozyten** statt, und sie spielt eine Rolle bei der **Abwehr** körperfremder Stoffe. Außerdem ist sie **Monozyten- und Thrombozytenspeicher**.
- Bis zum 5. Fetalmonat spielt sie auch eine Rolle bei der **Blutbildung** (Erythrozyten).

10.3 A Wie kann es zu Lymphödemen kommen?

- Bei einem Lymphödem ist es zu einem **Lymphstau** durch **Behinderung des Lymphabflusses** gekommen.
- Man unterscheidet die (selteneren) **primären** Lymphödeme und die (häufigeren) **sekundären Lymphödeme.**
- **Sekundäre Lymphödeme** sind oft Folgen von **Verlegung der Lymphbahnen** durch **Vernarbung**, z.B. nach **Operationen, Bestrahlung** oder **Lymphangitis.**
- **Tumore** oder **Metastasen** oder Verminderung der Lymphgefäße durch **Operationen**, z.B. Mamma-Amputation, können ursächlich sein und die **Überlastung** der Lymphgefäße wie bei der chronisch venösen Insuffizienz. In den Tropen gibt es auch die Filarien: Mikroskopisch kleine

Würmer, die auf Dauer die Lymphgefäße verstopfen und zur Elephantiasis führen.

- Sekundäre Lymphödeme sind **typischerweise einseitig**. Die **Geschlechter** sind **gleichermaßen betroffen**.
- **Primäre Lymphödeme** sind **eher beidseitig**, manifestieren sich fast ausnahmslos vor dem 35. Lebensjahr (Altersgipfel Erstmanifestation: 17. Lj.) und resultieren aus **Entwicklungsstörungen der Lymphgefäße**, wobei zu wenige vorhanden sein können oder die Gefäße zu eng sind oder zu weit sind, was zu Klappeninsuffizienz führt. Von primären Lymphödemen sind in **85 % der Fälle Frauen** betroffen.

B Wie werden Lymphödeme therapiert?

- Im **ersten Stadium**, wo es noch nicht zu einem sekundären Gewebsumbau gekommen ist und sich in die **weiche Schwellung** die **charakteristischen Dellen** eindrücken lassen, zeigt die **Lymphdrainage** gute Erfolge, ergänzt durch **Kompression** (Stümpfe, Verbände), **Bewegungstherapie** und häufiges **Hochlagern**.
- Im **zweiten Stadium**, der **beginnenden Induration** (Verhärtung) der Haut durch Fibrose, sind die Ödeme evtl. noch ausschwemmbar, die Fibrose ist aber kaum noch reversibel.
- Das **dritte Stadium**, die **Elephantiasis** mit fibrotisch verdickter Haut und starker Schwellung, ist **irreversibel**.

Die Frage könnte auch nach den Stadien gelautet haben.
Einleitende oder nachfolgende Frage: DD zu Ödemen (● 23.9).

10.4 A Was können Sie mir zu diesem Bild sagen?

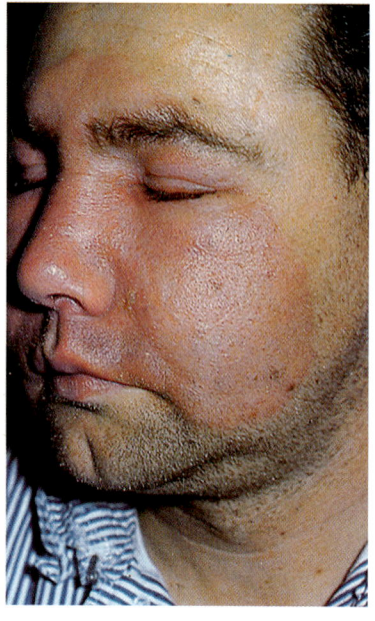

Abb. 10–1
Aus: Frank W. Tischendorf. Der
Diagnostische Blick. 7. Aufl.

- Ich sehe einen männlichen Patienten mit einer scharf abgegrenzten Rötung im Gesicht. Die starke Rötung in der Kombination mit der scharfen Abgrenzung lassen mich als erstes ein Erysipel vermuten.
- Differenzialdiagnostisch würde ich vielleicht eine Reaktion auf physikalischen Einfluss wie Hitze in Betracht ziehen oder einen chemischen Einfluss, z.B. durch eine Salbe.

B Was ist ein Erysipel?

- Andere Bezeichnungen für das Erysipel sind Wundrose, Gesichtsrose, wenn es im Gesicht auftritt, oder Rotlauf. Es handelt sich um eine **akute bakterielle Infektion** der oberen Hautschichten und Lymphwege, meist mit **hämolysierenden Streptokokken der Gruppe A** (*Streptokokkus* *pyogenes*, Behandlungsverbot), die über kleine **Hautverletzungen** eindringen. Meist sind diese Hautverletzungen sichtbar. Es tritt meist im **Gesicht**, an **Unterschenkeln** oder **Armen** auf.

- Nach einer Inkubationszeit von Stunden bis zu 2 Tagen beginnt das Erysipel meist **plötzlich** mit **Fieber und Schüttelfrost**. Es folgen die typische Hautrötung und **schmerzhafte** ödematöse **Schwellung**.
- Die Hautverfärbung ist **hochrot**, **scharf begrenzt**, breitet sich schnell, meist **flammenförmig**, aus. Manchmal kommt es auch zur Blasenbildung (bullöses Erysipel), unter Umständen mit Einblutungen (hämorrhagisches Erysipel).
- Die **regionären Lymphknoten** sind geschwollen.
- Patienten mit Lymphödemen sind häufiger davon betroffen.

C Was für Komplikationen können bei einem Erysipel auftreten?

- Ist es einmal zu einem Erysipel gekommen, besteht ein erhöhtes **Rezidivrisiko**. Außerdem kann es durch das Verkleben der Lymphbahnen zum sekundären **Lymphödem** bis hin zur Elephantiasis kommen.
- Es kann zu Thrombosen und **Thrombophlebitis** kommen und bei Auftreten des Erysipels im Gesicht besteht die Gefahr von **Hirnvenenthrombose** und **Meningitis**.
- Ein **phlegmonöses** oder abszedierendes Erysipel breitet sich in die Tiefe aus und zerstört tieferliegendes Gewebe. Selten kann es auch zu **Nekrosen** kommen.
- Bei Ausbreitung der Infektion besteht auch immer die Gefahr einer **Sepsis** (Blutvergiftung).
- Da der Erreger allermeist *Streptococcus pyogenes* ist, besteht auch die Gefahr der **Streptokokken-Zweiterkrankungen** wie Glomerulonephritis, Karditis und rheumatisches Fieber.

10.5 A Was würden Sie bei diesem Patienten vermuten?

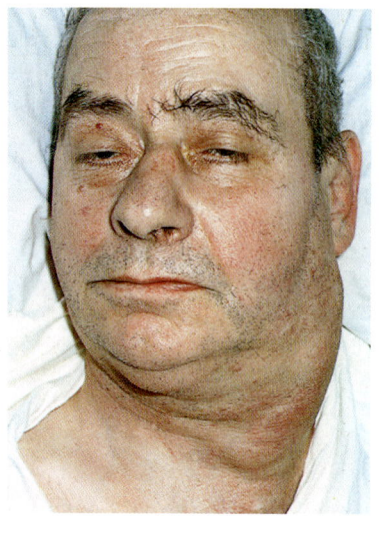

Abb. 10–2
Aus: Frank W. Tischendorf. Der
Diagnostische Blick. 7. Aufl.

- Ich sehe einen älteren Patienten mit einer starken Schwellung am Hals. Er macht den Eindruck, als ginge es im schlecht, das Hautkolorit ist blass.
- Am ehesten vermute ich, dass diese starke Schwellung von verbackenen Lymphknotengruppen kommt, wie sie bei bösartigen Lymphomen auftreten.

B Welche Arten von Lymphomen kennen Sie?

- Genau genommen bedeutet Lymphom nur Lymphknotenvergrößerung. Diese kann gutartig (benigne) sein, z.B. im Zuge einer Infektionskrankheit, oder bösartig (maligne).
- Maligne Lymphome sind bösartige Neubildungen aus lymphatischen Zellen. Diese befinden sich in Lymphknoten, Tonsillen, Milz und im Knochenmark (als Stammzellen).
- **Man unterscheidet Hodgkin- und Non-Hodgkin-Lymphome**.
- Ein **Hodgkin-Lymphom**, die Lymphogranulomatosis maligna, befällt vor allem die Lymphknoten und ist gekennzeichnet durch das **Vorhan-**

densein von **Sternberg-Reed-Zellen** im Lymphknotenpunktat/der Gewebsbiopsie.

- Zu den Krankheitserscheinungen zählen die **B-Symptome** (● 3.1), **("kartoffelsackartig") verbackene Lymphknotengruppen,** vor allem cervical (am Hals) und axillär aber auch inguinal (mediastinal und abdominal). Sie sind **schmerzlos**, können aber (selten) nach Alkoholkonsum schmerzen.
- Es kann zu **Anämie, generalisiertem Juckreiz und zur Hepato- und/oder Splenomegalie** kommen.
- Entartungen von lymphatischem Gewebe, bei denen keine Sternberg-Reed-Zellen nachgewiesen werden, sind **Non-Hodgkin-Lymphome.** Ein wichtiges Beispiel wäre das **Plasmozytom** (Multiples Myelom, M. Kahler), aber auch die (chronisch) **lymphatische Leukämie.**

C Wissen Sie, wie behandelt wird?

- Meines Wissens durch Chemotherapie und Bestrahlung.

10.6 Kennen Sie noch andere Lymphogranulomatosen?

- Ja, es gibt noch die **Lymphogranulomatosis benigna** oder auch **Sarkoidose** (M. Boeck, Bu:k gesprochen), eine granulomatöse Systemerkrankung, die sich meist in der Lunge manifestiert und die **Lymphogranulomatosis inguinalis** (oder venerum), eine **sexuell übertragbare Infektionskrankheit** durch (einen Serotyp des Bakteriums) *Chlamydia trachomatis.*

Jetzt könnte die Prüfung weitergehen mit einer der genannten Erkrankungen, z.B. aus Frage 10.5 das Plasmozytom oder die Leukämie, oder sexuell übertragbare Infektionskrankheiten, oder mit der Frage, welche Erkrankungen denn noch durch Chlamydien ausgelöst werden können (wie Ägyptische Augenkrankheit durch *Chlamydia trachomatis* oder die Ornithose/Psittakose durch Chlamydia psittaci).

10.7 A Welche Bakterien produzieren Toxine, die als eigentliche Verursacher der Krankheit gelten?

- Zu den toxinbildenden Bakterien zählen (die weit verbreiteten Kugelbakterien) *Streptococcus pyogenes* (● 4.4 A) und *Staphylococcus aureus* (v.a. Enteritis). Bei den Erregern von Kinderkrankheiten finden sich *Bordetella pertussis* (Pertussis = Keuchhusten) und *Corynebacterium diphtheriae* (Diphtherie).
- Die anaeroben *Clostridien*, wie *Clostridium botulinum* (Botulismus), *Clostridium perfringens* (Gasbrand) und *Clostridium tetani* (Tetanus) sind wichtige Toxinbildner (von ersteren stammt „Botox").
- Weitere toxinbildende Erreger von Durchfällen sind *Vibrio cholerae* (Cholera) und die *Shigella* (Shigellenruhr).

B Welche Bakterien kommen im Darm physiologisch vor, die ebenfalls Toxine bilden können?

- *Escherichia coli* bzw. EHEC = *enterohämorrhagische E. coli*.

10.8 Wo kommen im Körper sog. Herde vor, die an einer anderen Stelle eine Erkrankung auslösen?

- Infektiöse Herde, an denen sich Krankheitserreger befinden und sporadisch oder ständig zu Erreger- oder Toxinstreuung führen, sind typischerweise Zahnwurzeln, Tonsillen, Nasennebenhöhlen, aber auch Abszesse an anderen Lokalisationen oder sogar die Herzklappen.
- Ferner werden auch andere Gewebsveränderungen wie Narben oder Fremdmaterialien als Herd/Fokus angesehen, die an weiter entfernten Körperregionen oder im gesamten Körper zu krankhaften Reaktionen führen.

11 Verdauungssystem

11.1 A Welche chronisch entzündlichen Darm-erkrankungen kennen Sie?

- Morbus Crohn und Colitis ulcerosa.

B Bitte grenzen Sie M. Crohn von Colitis ulcerosa ab.

- **Morbus Crohn** spielt sich meistens im **terminalen Ileum** ab, kann aber **alle Abschnitte** des Verdauungstrakts befallen. Die Entzündungen verlaufen nicht kontinuierlich, sondern **segmental** und gehen tiefer, sprich **transmural** (durch alle Schichten), sodass es öfters zu **Fistelbildungen** kommt. Die Symptome können akut eintreten mit **Koliken, abdominellen Schmerzen, Durchfällen** (meist ohne Blutbeimengungen) oder chronisch mit Druckgefühl und Schmerzen, v.a. im **rechten Unterbauch**. Die Erkrankung verläuft **in Schüben**.
- Die **Colitis ulcerosa** spielt sich vorwiegend im **Rektum** ab und breitet sich **kontinuierlich** nach proximal aus. Auch hier kann es zu **Bauchschmerzen** und **schmerzhaften Tenesmen** kommen. Die **Durchfälle** sind eher **schleimig-blutig**. Bei Colitis ulcerosa ist das Risiko der **malignen Entartung** erhöht.

C Gibt es extraintestinale Manifestationen?

- Ja. Bei beiden Erkrankungen (aber eher bei M. Crohn) kann es z.B. zum Erythema nodosum kommen, einer schmerzhaften Hautveränderung, meist prätibial. Arthritis und/oder Spondylitis und Entzündungen der Augen können auftreten (ferner auch Thrombophlebitis, Hepatitis, Pankreatitis).

11.2 A Was ist ein Hämoccult-Test?

- Der Hämoccult-Test dient dem **Nachweis von okkultem (nicht sichtbarem) Blut im Stuhl**. Dazu werden Stuhlproben auf spezielle Testfelder aufgebracht und mit einer Lösung beträufelt. Bei Anwesenheit von Blut im Stuhl kommt es zu einer Blaufärbung.

B Wie kann es zu einem positiven Hämoccult-Test kommen?

- In erster Linie, wenn okkultes Blut im Stuhl ist. Den Test führt man primär zur Früherkennung **kolorektaler Karzinome** durch. Aber natürlich kann es auch durch andere Geschehen zu Blutungen im Verdauungstrakt kommen, wie z.B. **abgerissene Polypen**, **blutende Geschwüre** oder eine Ösophagus-(Varizen-)Blutung. Selbst Zahnfleisch- oder Nasenbluten kann zu einem positiven Testergebnis führen.
- Ein **falsch positives Ergebnis** kann entstehen, z.B. durch den Verzehr **rohen Fleisches, Einnahme von Eisenpräparaten** und eventuell durch Verzehr von Roter Bete, Tomaten, Salat oder einfach Vitamin C.

C Wie kann es noch zu Blut im Stuhl kommen?

Rückfrage: Meinen Sie über den Hämoccult-Test hinaus?
Antwort: Ja.

- Bei Blut im Stuhl, egal ob okkult oder mit bloßem Auge sichtbar, gilt es immer, ein **Karzinom auszuschließen** und die Ursache herauszufinden. Das heißt, ich würde den Patienten an den Arzt verweisen.
- Die häufigste Ursache sind **Hämorrhoiden** oder **Analfissuren**.
- Weitere Ursachen für Blut im Stuhl könnten **Infektionen** sein, z.B. mit *Shigellen*, *EHEC* (enterohämorrhagischer Escherichia coli) oder Cholera, dabei würde ich aber weitere Symptome der Infektion erwarten, vor allem Durchfall und Exsikkose, Bauchschmerzen, Koliken oder Tenesmen.

- **Entzündliche Geschehen** wie die chronisch entzündlichen Darmerkrankungen **Colitis ulcerosa** und **M. Crohn**, eine **Divertikulitis**, unter Umständen auch eine Appendizitis könnten bluten. **Erosionen** und **Geschwüre** im Magen oder Darm und **Polypen** können auch zu Blut im Stuhl führen.

11.3 A Was kann man noch im Stuhl untersuchen?

- Die **Konsistenz**, das Gewicht, den Geruch, die **Farbe** und **Beimengungen** wie **Schleim, Eiter** oder **Blut**. **Erreger** ließen sich nachweisen, neben Bakterien und Viren auch **Würmer** und Pilzbefall, v.a. durch **Candida albicans**.
- **Unverdaute Nahrungsbestandteile** wie Steatorrhö (Fettstühle), Kreatorrhö (Eiweißstühle) oder Gärungsstühle (durch unverdaute Kohlenhydrate) ließen sich feststellen, die auf eine **Malassimilation*** schließen ließen, sei es durch Darmerkrankungen wie Sprue oder Mangel an Verdauungsenzymen wie bei exokriner Pankreasinsuffizienz. Dann würde man auch die **Pankreasenzyme** wie **Chymotrypsin** und **Pankreas Elastase** bestimmen, die bei Pankreasinsuffizienz erniedrigt wären.
- Ferner könnte man auch Alpha-1-Antitrypsin bestimmen, ein Akute-Phase-Protein, das nur in geringen Mengen vorhanden sein sollte und immunologische Parameter wie PMN-Elastase 1, Lysozym und fäkalsekretorische IgA.

---

* Malassimilation setzt sich zusammen aus Maldigestion (schlechter Aufschlüsselung/Spaltung) und Malabsorption (schlechter Aufnahme) der Nahrungsbestandteile, oft wird allerdings Malabsorption gesagt und Malassimilation gemeint.

B Was für farbliche Stuhl-Veränderungen kennen Sie?

- **Schwarz** wird der Stuhlgang durch Blut aus dem oberen Verdauungstrakt (Teerstuhl), z.B. bei Magenblutungen. Auch Blut aus dem unteren Verdauungstrakt kann nach längerer Verweildauer im Darm schwarz sein. Weiterhin verfärbt er sich durch Eisen- oder Kohletabletten schwarz. Auch Mekonium ist (grün-)schwarz.
- **Rot** durch Blut, vor allem aus dem Dickdarm. Wenn es durchmischt rotbraun bis dunkelrot ist, stammt das Blut eher aus dem oberen Dickdarm. Rote Auflagerungen kommen eher vom Rektum oder durch Hämorrhoiden oder treten bei einigen Infektionskrankheiten auf, oder bei der Colitis ulcerosa (dabei ist aber meist noch Schleim beigemengt). Eventuell ist der Stuhl auch durch den Verzehr von Roter Bete verfärbt.
- **Braun-schwarz** kann er auch bei hohem Fleischkonsum oder durch Blaubeeren oder Rotwein sein.
- **Lehmfarben** grau wird der acholische Stuhl beschrieben, sprich bei Mangel von Gallensaft.
- **Grün** kann der Stuhl durch den Verzehr von Spinat oder Grünkohl werden (chlorophyllhaltige Kost), aber auch bei Salmonelleninfektion; dabei wäre der Stuhlgang aber eher flüssig.
- **Gelb-hellbraun** kann der Stuhl im Zuge von Diarrhö werden.
- **Goldgelb** und salbenartig ist der Stuhl des Säuglings durch die Muttermilch.
- **Fett-glänzend**, pastenartig und mit stechendem Geruch wäre der Stuhl bei Steatorrhö und Kreatorrhö im Zuge von Pankreasinsuffizienz (s.o. Frage A).

12 Leber/Galle/Pankreas

12.1 Was wissen Sie über die Leber?

- Die Leber ist quasi die „**Stoffwechselfabrik**" des Körpers.
- Sie wiegt ca. 1,5 kg und liegt größtenteils im **rechten Oberbauch**, schmiegt sich nach oben dem **Zwerchfell** an, und ihre dorsale Seite ist den Baucheingeweiden zugewandt.
- Mit ihrem linken Lappen reicht sie bis an den Magen und damit in den linken Oberbauch.
- Sie hat eine Bindegewebskapsel und ist fast gänzlich von Bauchfell überzogen (= **intraperitoneal**).
- Nachbarorgane der Leber sind: Zwerchfell, Magen, Duodenum, Gallenblase, rechte Niere und Nebenniere, rechte Darmbiegung, Colon transversum, Speiseröhre und untere Hohlvene.
- Von vorne sieht man den **großen rechten Lappen** (Lobus hepatis dexter) und den **kleineren linken** (Lobus hepatis sinister). Von der Eingeweideseite erkennt man zwei weitere, deutlich kleinere Lappen, den **quadratischen (Lobus quadratus)** und den **geschwänzten (Lobus caudatus)**.
- Zwischen den beiden kleinen Lappen liegt die **Leberpforte** (Porta hepatis), wo Blut- und Lymphgefäße und Nervenfasern ein- und der Gallengang austreten.

12.2 Bitte erzählen Sie uns noch etwas über die Aufgaben der Leber.

- Wie gesagt ist die Leber ein zentrales Stoffwechselorgan, das sowohl für den **Eiweiß-** als auch für den **Fett- und Kohlenhydratstoffwechsel** zuständig ist. Sie spielt eine wesentliche Rolle bei der **Entgiftung** und bildet den **Gallensaft**, der für die Fettverdauung im Duodenum gebraucht wird.

- In der Fetalzeit hilft sie bei der **Blutbildung**, später ist sie **Blut- und Eisenspeicher** und an der Aufrechterhaltung des **Blutzuckerspiegels** beteiligt. Zu ihrem Eiweißstoffwechsel zählt auch die Bildung der **Gerinnungsfaktoren**. Außerdem leistet sie auch einen Beitrag zur Regulierung der **Körpertemperatur**.

Die Fragen zu Anatomie und Physiologie der Leber sind in der mündlichen Prüfung weniger häufig als die folgenden Fragen zur Zirrhose, trotzdem müssen sie beantwortet werden können.

12.3 A Was würden Sie bei diesem Patienten vermuten?

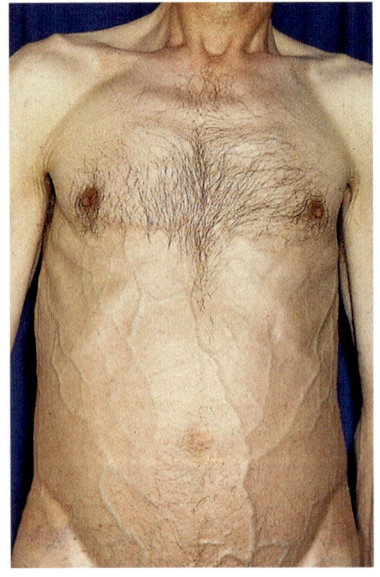

Abb. 12–1
Aus: Frank W. Tischendorf. Der Diagnostische Blick. 7. Aufl.

- Bei diesem männlichen Patienten fallen als erstes die stark hervortretenden Bauchvenen, das sog. Caput Medusae, auf, das im Zuge eines Pfortaderhochdrucks entstehen kann. Pfortaderhochdruck entsteht am häufigsten durch Leberzirrhose. Dazu würde auch das gelbliche Hautkolorit des Patienten passen.

Möglicherweise werden die folgenden Fragen auch mit einer Bildvorlage eingeleitet, auf der z.B. ein Ikterus oder Kratzspuren zu sehen sind.

B Wie kann es zur Leberzirrhose kommen?

- Bei der Leberzirrhose handelt es sich um **bindegewebig-narbigen Umbau** der Leber, meist aufgrund von **chronischer Entzündung** (Hepatitis). Durch die entzündliche Fibrosierung **schrumpft** und **verhärtet** die Leber.
- Die häufigste Ursache ist der **Alkoholabusus**, die zweithäufigste die **Virushepatitis**.
- Andere Ursachen sind **Autoimmunhepatitis, Gallenstau, Speicherkrankheiten** oder **Rechtsherzinsuffizienz** oder **Mukoviszidose.**
- **Männer** sind **sieben Mal häufiger** betroffen **als Frauen.**

C Bitte nennen Sie Symptome der Leberzirrhose.

- Anfangs kommt es zu uncharakteristischen **Frühsymptomen**, ähnlich den Symptomen einer chron. Hepatitis: Übelkeit, Appetitlosigkeit, **Müdigkeit, Leistungsverlust**, Meteorismus, Menstruations- und Potenzstörungen und psychische Verstimmung.
- Eindeutigere Symptome folgen in Form von:
  - **Hauterscheinungen,**
  - **Ikterus** (ab einem Bilirubinspiegel von 2 mg/dl), erst der Skleren, dann der Haut; dabei kommt es zu **bierbraunem Urin** und entfärbtem, **acholischem Stuhl,**
  - **Spider** naevi – Spinnennävi, Gefäßsternchen,
  - Hautatrophie („Geldscheinhaut") mit Teleangiektasien,
  - **Lackzunge und Lacklippen,**
  - **Mundwinkelrhagaden,**
  - **Palmarerythem,**
  - **Nagelanomalie** (z.B. Weißnägel),
  - Kratzspuren durch **Juckreiz** (Prurigo simplex).

- Weil Östrogene durch die Leber nicht mehr abgebaut werden:
  - **Gynäkomastie** (weibl. Brustentwicklung beim Mann),
  - „Bauchglatze" (Verlust männlicher Sekundärbehaarung),
  - Hodenatrophie.
- Durch den **Pfortaderhochdruck** umfließt das Blut das Hindernis Leber auf Umgehungsbahnen – Kurzschlussverbindungen zwischen Pfortader und Hohlvenen (portokavale Anastomosen):
  - **Ösophagusvarizen,**
  - **Medusenhaupt – Caput medusae:** Erweiterung der Hautvenen der Bauchdecke,
  - **Plexus rectalis** (Venen im Analbereich).
- Weitere Folge des Pfortaderhochdrucks: **Aszites** (Bauchwassersucht), bei dem die flüssigen Bestandteile des Blutes (v.a. Wasser), bis zu 20 l, in den Bauchraum abgepresst werden. (Bei Leberzirrhose fehlen ja auch die Albumine für den osmotischen Sog.)
- Die **hepatische Enzephalopathie** beginnt mit **Somnolenz:** Benommenheit, Schläfrigkeit, Sprach- und Merkfähigkeitsstörungen, steigert sich über das Stadium **Sopor,** bei dem der Patient nur noch durch starke Reize zu Reaktionen zu bewegen ist, bis hin zum **hepatischen Koma,** bei dem der Patient nicht mehr erweckbar ist.
- Der Patient ist nicht mehr Herr seiner **Feinmotorik,** so kann er z.B. nicht mehr schreiben oder Streichhölzer zu einer geometrischen Form legen.
- Eine Besonderheit ist der sog. **„Flapping tremor":** Beim Versuch, mit ausgestreckten Armen die Hände im Handgelenk nach oben abzuwinkeln bzw. gerade zu halten, fallen die Hände nach einiger Zeit wieder nach unten; 1–3 Flexionen/Sek im Handgelenk („Flügelschlag").
- Es kommt zum **„Foetor hepaticus",** einem nach Leber riechenden Mundgeruch.

D Welche Laborwerte würden Sie erwarten?

- Erhöhtes Bilirubin;
- erhöhte Transaminasen: **GOT** (AST), **GPT** (ALT), **Gamma-GT** und **Alkalische Phosphatase, GLDH** (GLDH im Ggs. zu GOT und GPT erst bei vollständiger Zerstörung von Leberzellen, vgl. Kapitel Labor);
- **Erniedrigung der Bluteiweiße: Albumin, Gerinnungsfaktoren** (v.a. Vitamin-K-assoziierte), Cholinesterase;
- erniedrigtes Hämatokrit: **Anämie**, Leukozytopenie, Thrombozytopenie,
- aber **Erhöhung** von **freiem Eisen** (das normalerweise in den Leberzellen gespeichert wird);
- **Elektrolytstörungen:** v.a. **Hypokaliämie.**

12.4 Gibt es auch andere Gründe für Ikterus?

- Ikterus, die sog. Gelbsucht, entsteht durch eine **erhöhte Serumkonzentration des Bilirubins**.
- Je nach Ursache unterscheidet man den **prä-, intra- und posthepatischen Ikterus.**
- Ein **prähepatischer** Ikterus entsteht **vor der Leber**, in der Regel durch erhöhten Anfall von Bilirubin durch **Hämolyse**. Die Besonderheit dabei ist, dass es sich um **indirektes**, unkonjugiertes Bilirubin handelt, welches eher einen grau-gelben Ikterus verursacht. Da sich hierbei keine Gallensäuren stauen, gibt es **keinen** begleitenden **Juckreiz** und keinen entfärbten Stuhl.
- **Intrahepatischer** Ikterus ist durch Leber-Funktionsstörung verursacht und tritt vor allem bei **Hepatitis** und **Leberzirrhose** auf.
- **Posthepatischer** Ikterus beruht auf einem **Stau des Gallensaftes**, sei es durch eine Verstopfung der Gallengänge durch **Gallensteine, Cholangitis, Tumoren** oder Parasiten; oder durch Abdrücken der Gallengänge von außen, wie es bei **Pankreaskarzinom,** Pankreatitis, Leberechinokokkus oder Leberabszess der Fall ist.

- Durch den Stau des Gallensaftes, der auch die Gallensäure enthält, kommt es dabei zu **Juckreiz** der Haut, **bierbraunem Urin** (mit Schüttelschaum) und **entfärbtem, acholischem Stuhl**.
- Ferner gibt es den **physiologischen Neugeborenenikterus**, der einerseits durch eine verminderte Aktivität der Leber und andererseits durch eine verkürzte Lebensdauer der fetalen Erythrozyten bedingt ist.

12.5 Bitte nennen Sie einige Gründe für eine Hepatomegalie.

- Eine Hepatomegalie ist eine Leberschwellung. Ein wichtiger diagnostischer Hinweis ist dazu auch, ob es zu einer Milzschwellung (Splenomegalie, ● Kap. 3.6) gekommen ist (also zur Hepatosplenomegalie).
- Die häufigste Ursache für eine Leberschwellung ist die **Fettleber**, gefolgt von der **Hepatitis**. Bei „Hepatitis" denkt man zuerst an die klassische **Virushepatitis**, aber die Leber kann ja auch durch **Alkohol, Medikamente, andere Krankheitserreger** oder **autoimmun** entzündet sein.
- Eine **„Stauungsleber"** bei Rechtsherzinsuffizienz verursacht eine Leberschwellung und kann sogar zur Leberzirrhose führen.
- Auch durch die **Leberzirrhose** kann die Leber angeschwollen sein, häufig ist sie aber auch verkleinert, hart und knotig. Bei der Leberzirrhose kommt es durch den Pfortaderstau ja auch zur Milzschwellung und damit zur Hepatosplenomegalie.
- **Hepatosplenomegalie** tritt auch auf bei vielen Infektionskrankheiten auf, z.B. bei **Mononukleose, Borreliose, Malaria**, Gelbfieber, Brucellose, Cytomegalie, chronischer Hepatitis.
- Auch bei den **Stoffwechselerkrankungen** wie **Mukoviszidose**, Hämochromatose, M. Wilson kommt es eher zur Hepatosplenomegalie. Und bei **M. Hodgkin**, einer chronisch myeloischen Leukämie, einer Polyzythämie oder bei der Sarkoidose ist sie wahrscheinlich.

Über das akute Abdomen (● 22.1 A) oder bei der DD zu Bauchschmerzen könnten wir bei der akuten Pankreatitis landen.

12.6 A Wie kann es zu einer akuten Pankreatitis kommen?

- Zur akuten Entzündung der Bauchspeicheldrüse kommt es am häufigsten (45 %) durch **Gallenwegserkrankungen**, besonders wenn Gallensteine die Papilla vateri verlegen. Am zweithäufigsten (35 %) durch **Alkoholmissbrauch**. Recht häufig (15 %) ist die akute Pankreatitis **idiopathisch** (ohne erkennbare Ursache).
- Ferner (5 %) kann es auch durch **Medikamente** (Diuretika, Betablocker, ACE-Hemmer u. v. a.), **Infektionen** (Mumps, Hepatitis, Scharlach u.a.), Stoffwechselstörungen, **Pankreasgangsteine** oder **Verletzungen** zur akuten Pankreatitis kommen.

B Was sind die Symptome der akuten Pankreatitis?

- Es gibt ganz verschiedene Verlaufsformen. In leichten Fällen kommt es nur zu **Enzymentgleisungen**, die zu Stoffwechselstörungen führen (Maldigestion, Massenstühle mit **Hypokaliämie, Hypokalziämie** und starke **Gewichtsabnahme**).
- In schweren Fällen kommt es, oft nach überreichlichem Essen, zu **plötzlich einsetzenden, starken Oberbauchschmerzen**, die **gürtelförmig in den Rücken ausstrahlen**. Manchmal bestehen Brechreiz, Erbrechen, Meteorismus und eventuell Fieber, Ikterus, Pleurits oder (Sub-)Ileus.
- In schwersten Fällen werden die Pankreasenzyme schon im Pankreas aktiviert, wodurch sich die Bauspeicheldrüse selbst andaut (Autodigestion) sowie die Gefäße, die darin verlaufen. Die Verdauungsenzyme sind dann im Blut unterwegs (und nachweisbar) und schädigen weitere Gewebe, insbesondere die Kapillaren, wodurch ein hypovolämischer **Schock** entsteht. Auch **Nieren- und Leberversagen** sind möglich. Es kommt zur nachgiebigen Abwehrspannung der Bauchdecke, dem sog. **elastischen Gummibauch**.

- Es handelt sich hierbei um einen **lebensbedrohlichen Zustand**. Der Patient sollte nicht mehr bewegt werden, bis er vom Rettungspersonal abgeholt wird. (Zum Verhalten ● 22.1 C; Labor 27.3.8)

13 Harntrakt

13.1 Was können Sie alles mit einem Harn-Test-streifen feststellen?

Tab. 13–1 Merkhilfe zum Urostick: PH-GELENKBUS

PH	pH-Wert
G	Glucose
E	Eiweiß
L	Leukozyten
E	Erythrozyten
N	Nitrit
K	Ketonkörper
B	Bilirubin
U	Urobilinogen
S	Spezifisches Gewicht

13.2 Was könnte zu einer Hämaturie führen?

- Bei der Hämaturie unterscheidet man die **Makrohämaturie**, bei der das Blut mit bloßem Auge sichtbar ist, und die **Mikrohämaturie**, bei der das Blut nicht sichtbar, aber auf dem Teststreifen oder im Labor nachweisbar ist.
- Mögliche Ursachen für Makrohämaturie sind **Tumoren von Nieren und Harnwegen, Entzündungen des Harntrakts, Harnsteine (Urolithiasis), Endometriose** der Harnwege, erhöhte **Blutungsneigung** (hämorrhagische Diathese), **Zystennieren und Trauma** (z.B. durch Katheterisierung).

- Ursachen für Mikrohämaturie sind neben denen der Makrohämaturie die **Glomerulonephritis**, die **Pyelonephritis**, die sog. **Marschhämaturie** und die **Vaskulitiden**.

13.3 Was könnte zu einer Proteinurie führen?

- Zu Eiweiß im Urin kann es vor allem bei **Glomerulonephritis** kommen oder auch als Komplikation der **Hypertonie** und des **Diabetes mellitus**. Weitere mögliche Ursachen sind **Nierenkarzinom** oder **Nierentuberkulose, Schilddrüsenerkrankungen** aber auch einige **Vaskulitiden**.
- Auch im Zuge des **Plasmozytoms** kann es zur Proteinurie kommen, oder nach einem **abgelaufenen Herzinfarkt.** Das Bence-Jones-Protein verfärbt das Protein-Testfeld nicht, aber reine Bence-Jones-Plasmozytome sind selten.
- Man muss aber auch bedenken, dass **nicht jede Proteinurie pathologisch** ist.
- Es gibt auch die **Anstrengungs-** und **Marschproteinurie**, und durch **Fieber** kann es auch zur **Proteinurie** kommen.
- Ansonsten können auch mehr oder weniger komplizierte **Harnwegsinfektionen** und **Medikamente** oder **Gifte** zur Proteinurie führen.
- 13.4

13.4 Bitte grenzen Sie Pyelonephritis von Glomerulonephritis ab.

- Die **Pyelonephritis** ist eine **Entzündung des Nierenbeckens** (und -interstitiums), die in den allermeisten Fällen den Harntrakt „aufsteigt", z.B. als Komplikation einer Zystitis (Harnblasenentzündung). Dementsprechend gehen ihr häufig die Symptome der Zystitis voraus bzw. treten wie **Dysurie und Pollakisurie** gleichzeitig auf.
- Wenn es dann zu **Fieber** kommt, ist das ein Hinweis auf Pyelonephritis, hinzu kommen **Klopfschmerzhaftigkeit der Nierenlager**, wenn nicht

gar schon **Flankenschmerzen** (ohne Klopfen). Beide Phänomene können beidseitig auftreten, sind aber oft unterschiedlich stark.

- Meist bestehen Abgeschlagenheit und Durst, es kann sogar zu Übelkeit, Erbrechen und Diarrhö kommen.
- Die Glomerulonephritis tritt am häufigsten als **akute postinfektiöse Glomerulonephritis** auf, ca. 1–3 Wochen nach einer Infektion, v.a. mit *Streptococcus pyogenes*, und ist nicht durch die Bakterien selbst, sondern durch **Immunkomplexe** verursacht, die sich mit dem Streptokokkentoxin bilden. Die Hälfte der Fälle verläuft asymptomatisch und wird vielleicht durch **(Mikro-)Hämaturie** und **Proteinurie** entdeckt. Wenn es zu Symptomen kommt, können dies **Ödeme, Hypertonie, Kopf- und Gliederschmerzen** sein, evtl. begleitet von **Schmerzen in der Lendenregion** (durch Nierenkapselspannung, eher beidseitig) und **subfebrilen Temperaturen bis Fieber.**
- Volhard-Trias: Hämaturie, Hypertonie, Ödeme
- Bei beiden Erkrankungen werden Antibiotika und Bettruhe verordnet, aber bei Pyelonephritis soll der Patient eher viel trinken, um die Harnwege zu spülen, bei Glomerulonephritis hingegen wenig trinken, um die Nieren zu schonen.

13.5 Welche Aufgaben haben die Nieren?

- Die Aufgaben der Nieren sind vor allem die **Aufrechterhaltung der Homöostase** der Körperflüssigkeiten, sprich der **Flüssigkeitsmenge,** der **Elektrolytkonzentration,** des **pH-Wertes** (oder Säure-Basen-Haushalts) und Konstanthaltung des osmotischen Drucks. Sie ist für die **Entgiftung** durch **Ausscheidung** von Fremdsubstanzen wie Medikamente und körpereigene harnpflichtigen Stoffwechselendprodukten zuständig.
- Außerdem werden in der Niere das **Hormon Erythropoetin** (für die Erythropoese, also Bildung von Erythrozyten im Knochenmark) und das **Enzym Renin** gebildet. (Letzteres stellt den Beginn der Renin-Angiotensin-Aldosteron-Kaskade dar, die eine Steigerung von Blutdruck und Natriumkonzentration bewirkt.)
- Ferner wird in der Niere das **Vitamin-D** (bzw. Prohormon) aktiviert.

13.6 Bitte beschreiben Sie das Renin–Angiotensin–Aldosteron–System.

- Der **juxtaglomeruläre Apparat** der Nieren schüttet das Enzym **Renin** aus, wenn er zu wenig Blutdruck, Flüssigkeit oder Natrium misst oder vom vegetativen Nervensystem aktiviert wird.
- Renin aktiviert das im Blut vorhandene (in der Leber gebildete) **Angiotensinogen zu Angiotensin I**, welches wiederum durch das **Angiotensin-Converting-Enzym** (ACE) in das aktive **Angiotensin II** überführt wird.
- Das aktive Angiotensin sorgt für eine **Vasokonstriktion**, was zu einer Steigerung des (Blut-)Drucks führt.
- Außerdem regt es die Nebenniere zur Ausschüttung von **Aldosteron** an. Aldosteron sorgt unter anderem für **vermehrte Natrium-** und damit auch **Wasser-Rückresorption**, ein weiterer Faktor, der den Blutdruck steigert.

14 Endokrinologie

14.1 A Wie kann es zu einer Hyperthyreose kommen?

- Die Schilddrüsenüberfunktion kann als **immunogene Hyperthyreose, M. Basedow** auftreten, bei der Antikörper (meist TRAK = Thyreotropin-Rezeptor-Autoantikörper) die Schilddrüse anregen.
- Die nicht-immunogene Form ist die **Thyreoidale Autonomie**, wo einzelne oder mehrere „heiße Knoten" (uni- oder multifokale Autonomie) gesteigert Schilddrüsenhormone produzieren, oder auch die gesamte Schilddrüse (disseminierte Autonomie).
- Seltenere Formen treten im Zuge von **Schilddrüsenkarzinom**, passager (vorübergehend) bei **Thyreoiditis**, als **paraneoplastisches Syndrom** (● 20.4), durch TSH-Mehrproduktion eines Hypophysenadenoms oder iatrogen auf.

B Was sind „heiße Knoten"?

- Diese Bezeichnung kommt aus der Untersuchung per **Szintigraphie**, bei der leicht radioaktives Jod gegeben wird, und später mit einer Spezialkamera die Schilddrüse dargestellt wird. Regionen mit **starker Aktivität** sind rötlich und werden als **heiße Knoten** bezeichnet; Regionen mit geringer oder keiner Aktivität sind bläulich und werden als „kalte Knoten" bezeichnet.
- Die „heißen Knoten" zeigen eher eine Schilddrüsenüberfunktion an, während „kalte Knoten" auch entartetes Gewebe (Schilddrüsenkarzinom) bedeuten können.

C Bitte nennen Sie Symptome der Schilddrüsen-überfunktion

- Ein großer Teil (70–90%) der Patienten hat eine **Struma (Kropf)**.
- Es kommt zu **gesteigerter neuromuskulärer Erregbarkeit** mit Nervosität, feinschlägigem **Fingertremor** und **lebhaften Reflexen**. Der Patient hat oft **Tachykardie** und **Herzrhythmusstörungen** und schläft schlecht bzw. wenig.
- Durch die **gesteigerte Stoffwechselaktivität** hat der Patient **warme, feuchte Haut**, schwitzt leicht und hat eine **Wärmeintoleranz**. Oft kommt es zur **Gewichtsabnahme trotz gesteigertem Appetit** und **pathologischer Glucosetoleranz**. Der Patient hat oft **gesteigerte Stuhlfrequenz oder Durchfälle**.
- Es kommt zu Myopathie mit Muskelatrophie, Adynamie, Schwäche der Oberschenkelmuskulatur und Osteopathie mit Osteoporose und Hyperkalzämie, Hyperkalziurie und erhöhter Alkalischer Phosphatase (AP).
- Beim Morbus Basedow kommt es zusätzlich zum **Exophthalmus** (Hervortreten der Augäpfel), durch Einlagerung von Glykosaminoglykanen hinter den Augäpfeln.
- Merseburger Trias bei M. Basedow: Struma, Tachykardie, Exophthalmus.
- Weitere Symptome der Augen sind Konvergenzschwäche (Möbius-Zeichen), seltener Lidschlag (Stellwag-Zeichen) und eine weite Lidspalte.

Zur Frage über Hyperthyreose könnte man auch durch verschiedene DD gekommen sein, wie Gewichtsabnahme, Herzrhythmusstörungen, pathologische Glucosetoleranz.

D Welche Laborparameter wären hier wegweisend?

- Die Schilddrüsenhormone **T3** und **T4** wären **erhöht**, dementsprechend (bei intakter Hypophyse) das **TSH erniedrigt**. Bei der immunogenen Form können entsprechende Antikörper nachgewiesen werden, neben **TRAK** evtl. auch **TGAK** (Thyreoglobulin-Antikörper) und **TPO-AK** (Thyreoperoxidase-Antikörper).

15 Stoffwechsel

15.1 A Wozu werden Kohlenhydrate im Körper gebraucht?

- Kohlenhydrate dienen dem Körper/den Zellen zur Energiegewinnung. Sie sollten den Hauptanteil von etwa 55 bis 60 % der aufgenommenen Nahrungsbestandteile ausmachen.

B Bitte schildern Sie, wie sie im Verdauungstrakt verstoffwechselt werden.

- In den Mund gelangen die Kohlenhydrate in Form von **Stärke** aus pflanzlichen und **Glycogen** aus tierischen Nahrungsmitteln. Schon der Speichel im Mund enthält **Alpha-Amylase** (früher Ptyalin), die die **Polysaccharide in Dextrine** spaltet, wenn man lange genug kaut auch in Disaccharide.
- Da Kohlenhydratverdauung v.a. in alkalischem Milieu stattfindet, hat sie im sauren Magen Pause. Im **Duodenum** werden die Kohlenhydrate durch die **Amylasen der Bauchspeicheldrüse** weiter in **Disaccharide** und von den **Disaccharidasen**, die auch im weiteren Verlauf des Dünndarms von Darmzellen gebildet werden, in **Monosaccharide** gespalten. Die **Monosaccharide**, seien es Fructose, Lactose oder Glucose, werden von der **Darmschleimhaut resorbiert** und gelangen mit dem venösen Blut über die Pfortader zur **Leber**. Dort werden sie dann **in Glucose** oder in dessen Speicherform, **das Glycogen**, verstoffwechselt.

Es gab schon Prüfungszyklen, bei denen jeder Prüfling einen der Nahrungsbestandteile wie oben darlegen sollte.
Mit dieser oder mit der Frage zum Metabolischen Syndrom (● 23.2) oder über Abwehrschwäche oder Polyneuropathie (● 17.3 A) gelangen wir zur nächsten Frage.

15.2 A Was wissen Sie über Diabetes mellitus?

- Diabetes Mellitus (Ugs.: Zuckerkrankheit) ist eine **Stoffwechselerkrankung**. Es dreht sich primär um den **Glucosestoffwechsel**.
- Die Erkrankung wird in verschiedene **Typen** eingeteilt:
  - **Typ 1**-Diabetes hieß früher Juveniler Diabetes und ist der **Insulinabhängige Diabetes mellitus** (IDDM, Insuline Dependent Diabetes Mellitus);
  - **Typ 2**-Diabetes hieß früher Altersdiabetes und ist **nicht** von Anfang an **Insulinpflichtig** (NIDDM = Non-IDDM).
- Außerdem gibt es noch **sekundären** Diabetes, d.h. eine andere Grunderkrankung ist der Auslöser, wie **Pankreatitis** oder **Vermehrung der Insulinantagonisten** wie **Kortison, Adrenalin oder Wachstumshormon** (STH).
- Der **Schwangerschaftsdiabetes** ist der einzige **insulinpflichtige** Diabetes, der vorübergehend auftritt.
- **Typ 1-Diabetes** beruht auf einem **absoluten Insulinmangel**, der aus einer **Zerstörung** der **insulinproduzierenden Zellen** der Langerhans-Inseln des Pankreas resultiert. Die Zerstörung kann als **Autoimmunerkrankung** (Typ 1a), meist als Folge einer Infektionskrankheit (neben Mumps sind es auch häufig Gastrointestinale Infektionen) oder idiopathisch (Typ 1b) auftreten. (Bei der Autoimmunerkrankung sind entsprechende Antikörper gegen B-Zellen oder Insulin im Blut nachweisbar.)
- Beim **Typ 2-Diabetes** kommt es zu einem **relativen Insulinmangel, zu Insulinresistenz**, oft auch als Folge von **Hyperinsulinämien**.
- Bei den Symptomen ähneln sich die verschiedenen Formen, wobei Typ 2 sich eher schleichend entwickelt. Dieser Patient ist eher älter und tendenziell übergewichtig.
- Dagegen kann Typ 1 öfters gleich eine Entgleisung wie Hypoglykämie als Erstsymptomatik aufweisen. Dieser Patient ist eher jünger und tendenziell schlank.
- Typische **Frühsymptome** des Diabetes sind **Polyurie** (vermehrtes Wasserlassen), weil der Körper verstärkt Zucker und damit auch Wasser ausscheidet, und andererseits **Polydipsie** (vermehrter Durst), um den Flüssigkeitsverlust auszugleichen.

- Oft klagen die Patienten auch über **Juckreiz, Leistungsminderung, Konzentrationsschwäche** (aufgrund der schlechteren Energieversorgung der Hirnzellen), oder auch **Kopfschmerzen**. Diese können auch im Zuge von **passageren Hypoglykämien** (vorübergehender Unterzuckerung) auftreten, wie auch **Heißhunger** und **Schwitzen**.
- Anamnestisch findet man häufig eine schlechte Abwehrkraft bzw. **Infektanfälligkeit** (da auch die Abwehrzellen minderversorgt sind) und **schlechtere Wundheilung**.
- In diesem Zusammenhang kommt es auch häufiger zur **Pilzinfektionen** (insbesondere Candida albicans, ein Hefepilz, der sich von Zucker ernährt), oder zum Ausbruch eines **Herpes zoster** (Gürtelrose).
- Auch **Furunkel**, insbesondere im Nacken, treten beim Diabetiker gehäuft auf.
- Einige Diabetiker haben eine typische Gesichtsröte, die Rubeosis diabetica.
- Wenn der Patient sich nicht an die Therapie (Ernährung, aber auch Bewegung und ggf. Medikation) hält, schreitet die Erkrankung fort und es kommt zu den **diabetischen Spätfolgen** in Form von **Makro- und Mikroangiopathien**.
- Makroangiopathien betreffen größere Blutgefäße mit Verengung der **Herzkranz-, Nieren- oder hirnversorgenden Gefäße**, was zu **Herzinfarkt** oder **Apoplex** führen kann, oder der Arterien der Beine, wodurch es zum **„diabetischen Fuß"** bis hin zur Gangränbildung kommen kann. (Die meisten Diabetiker sterben an den Folgen der Makroangiopathien.)
- **Mikroangiopathien** betreffen die feinsten Gefäße und äußern sich in **Polyneuropathie** (Nervenerkrankung), **Nephropathie** (Nierenerkrankung) und **Retinopathie** (Netzhauterkrankung).

Jetzt könnte die Fragestellung auch in Richtung Polyneuropathie gehen. (● 17.3)

B Sie erwähnten gerade diabetische Entgleisungen. Was wissen Sie darüber und wie würden Sie sich verhalten?

- Es gibt das diabetische Koma (Überzuckerung) und den Hypoglykämischen Schock (Unterzuckerung). Beide sind lebensbedrohlich.
- Beim **diabetischen Koma** kommt es zu **extrem hohen Blutzuckerwerten**. Es entsteht eher **langsam über Tage.** Man unterscheidet das ketoazidotische Koma (metabolische Azidose durch Ketonkörper durch Fettabbau), das eher bei Typ 1-Diabetes auftritt. Dabei kommt es zur **Kussmaul-Atmung** (vertiefte Atmung) mit **Acetongeruch** der Ausatemluft; unter Umständen zu einer **Pseudoperitonitis**.
- Eher beim Typ 2-Diabetes kommt es zu **Exsikkosezeichen, trockener (Schleim-)Haut**, weichen Augenbulbi und **niedrigem Blutdruck** mit **kaum tastbarem Puls,** weil der Körper versucht hat, den überschüssigen Zucker über verstärkte Harnausscheidung auszuschwemmen.
- Im Gegensatz zum Überzucker gibt es auch den **hypoglykämischen Schock** mit einem **Blutzucker unter 40 mg/dl.** Er kann sich **plötzlich** entwickeln (innerhalb von Minuten). Mögliche Ursachen sind **Insulinüberdosierung, ungenügende Nahrungsaufnahme,** übermäßige Muskelarbeit/**körperliche Anstrengung, erhöhte Verbrennung** z.B. im Zuge einer Infektionskrankheit, **Erbrechen und Durchfälle, Alkoholmissbrauch** oder **Leberfunktionsstörung.**
- Der Patient hat **Heißhunger,** wird **aggressiv** und **unruhig,** kann aber auch andere **Verhaltensauffälligkeiten** entwickeln und wie ein Betrunkener wirken. Er hat eine Adrenalinausschüttung, ist daher **blass** und **kaltschweißig** und **friert.** Es kann zu neurologischen Symptomen kommen: **gesteigerte Reflexe,** Sehstörungen, **eventuell Ataxie** und **Krämpfe.** Schließlich kommt es zum **Bewusstseinsverlust.**
- Bei Verdacht auf eine diabetische Entgleisung verständige ich den **Notarzt,** überwache **Bewusstseinslage, Blutdruck und Puls** und lege einen **venösen Zugang.**
- Ich **verabreiche ausschließlich Glucose,** niemals Insulin! Ist der Patient bei Bewusstsein, kann man oral z.B. (Trauben-)Zucker verabreichen,

beim eintrübenden oder bewusstlosen Patienten infundiert man 5 %ige Glucoselösung, sofern vorhanden. **Bewusstlose** Patienten gehören in die **stabile Seitenlage**.

C Warum geben Sie kein Insulin?

- Die Hypoglykämie ist der lebensbedrohlichere Zustand. Bei Fehldosierung von Insulin besteht **Hypoglykämiegefahr**. Außerdem ist Insulin **verschreibungspflichtig**.
- Die Glucosegabe bei Hypogklykämie kann lebensrettend sein, während sie beim Überzucker (Coma diabeticum) die Lage nicht wesentlich verändert.

Anmerkung:

Eine andere häufige Fragestellung zu den Notfällen: Sie finden einen Ihnen bekannten Diabetiker bewusstlos auf. Wie verhalten Sie sich?

D Sie nannten für die Hypoglykämie einen Wert (von 40 mg/dl). Ab welchem Blutzuckerwert kommt es denn zum Coma diabeticum?

- Da gibt es eine recht weite Spanne. Während ein Patient schon bei 300–400 mg/dl ins Koma fallen kann, kann ein anderer bei 700 mg/dl noch ohne nennenswerte Symptome sein.

E Sagt Ihnen „HbA$_{1C}$" etwas?

- HbA$_{1C}$ ist ein Blutparameter, der Aussagen über den durchschnittlichen Blutzuckerspiegel über einen längeren Zeitraum erlaubt (6–8 Wochen). Er ist das „Blutzuckergedächtnis" und liegt normalerweise unter 6 %.

F Was ist ein Glucosetoleranztest?

- Bei Verdacht auf diabetische Stoffwechsellage kann der Orale Glucosetoleranztest (OGTT) durchgeführt werden (bei manifestem Diabetes
  ist er kontraindiziert). Der Patient soll sich drei Tage vor dem Test
  normal ernähren (150–200 g Kohlenhydrate am Tag). Nach 12 Stunden
  Nahrungskarenz wird zuerst der Nüchtern-Blutzucker bestimmt, dann
  werden innerhalb von 5 Minuten 75 g Glucose als Lösung verabreicht.
  Nach zwei Stunden wird erneut der Blutzucker bestimmt (bei einigen
  Tests nach ein und nach 2 Stunden).
- Beim Gesunden liegt der Nüchtern-BZ unter 100 mg/dl und der 2-Std.-
  Wert unter 140 mg/dl.
- Von einer pathologischen Glucosetoleranz spricht man bei Nüchternwer-
  ten von 100 bis 120 mg/dl und 2-Stunden-Werten von 140 bis 200 mg/
  dl. Liegen die Werte darüber, liegt ein manifester Diabetes mellitus vor.

G Welche Ernährungsempfehlungen geben Sie einem Diabetiker?

- Er soll schnell resorbierbare Kohlenhydrate wie (Trauben-)Zucker und
  Honig (und damit gesüßte Speisen) meiden und langsam resorbierbare
  Polysaccharide, z.B. aus Kartoffeln und Vollkornprodukten, bevorzugen
  und ggf. mit Zuckeraustauschstoffen süßen.
- Statt drei großer Mahlzeiten soll er lieber häufigere (6–7) kleinere Mahl-
  zeiten über den Tag verteilt zu sich nehmen.
- Die optimale Nahrungszusammensetzung besteht aus 55 % Kohlenhydra-
  ten (Berechnung in Broteinheiten BE: eine BE sind 12 g Kohlenhydrate),
  30 % Fett (möglichst hoher Anteil ungesättigter Fettsäuren) und 15 %
  Eiweiß (bei Nephropathie eiweißarme Diät); idealerweise aus Gemüse,
  Kartoffeln, Vollkornprodukten und Obst und wenig Fleisch, Wurst und
  Käse.
- Außerdem soll er Alkohol meiden.

H Welche Testfelder eines Harn-Teststreifens könnten sich im Zuge von Diabetes mellitus verändern?

- Typische Teststreifen-Veränderungen wären:
  - Glucose, wenn die Nierenschwelle überschritten ist,
  - Ketone durch Fettabbau,
  - Spezifisches Gewicht ist hoch trotz großer Harnmenge, weil dieser ja die Glucose enthält.
- Weitere mögliche Veränderungen: Eiweiße bei Langzeitschädigung der Niere (chronische Formen der Glomerulonephritis, Kimmelstiel-Wilson-Niere). Durch erhöhte Infektanfälligkeit kommt es häufiger zu Harnwegsinfektionen, dann:
  - Leukozyten vorhanden,
  - Erythrozyten (möglicherweise) vorhanden,
  - Nitrit vorhanden (wenn Nitrit-bildende Bakterien vorhanden).

15.3 Welche Nahrungsmittel enthalten Vitamin D?

- Fertiges Vitamin D findet sich in tierischen Nahrungsmitteln wie (Fisch-) Leber, tierischem Fett, in geringen Mengen auch in Milch, Butter und Eigelb.
- Allerdings fällt Vitamin D eigentlich aus der Definition der Vitamine heraus, weil der Körper es selbst herstellen kann: Das Provitamin kann in der Leber aus Cholesterin gebildet werden. Aus diesem kann unter Einwirkung der Sonnenbestrahlung in der Haut Vitamin D hergestellt werden.
- Die Niere aktiviert Vitamin D zu Calcitriol, einer weiteren Unterkategorie des Vitamin D.

16 Fortpflanzung

16.1 A Welche Verhütungsmethoden kennen Sie?

- Zur Schwangerschaftsverhütung gibt es verschiedene Methoden:
    - Die **natürlichen Methoden**, bei denen meist der Zeitpunkt des Eisprungs bzw. die fruchtbaren Tage bestimmt werden, an denen dann der Verkehr gemieden oder mechanisch verhütet wird.
    - **Mechanische Methoden** zur Empfängnisverhütung wären vor allem das Kondom oder das Diaphragma.
    - Intrauterinpessare, die „Spirale", gibt es als rein mechanische Methode oder aber auch als hormonabgebende IUP.
    - Die am häufigsten eingesetzte Methode ist jedoch die **hormonelle Verhütung** mit oralen Antikontrazeptiva, sprich die „(Antibaby-)Pille" oder Minipille. Aber auch die Dreimonatsspritze, der Vaginalring, die Hormonspirale oder Hormonpflaster zählen zur hormonellen Verhütung.
    - **Chemische Verhütungsmethoden** über Spermizide, die die Spermien abtöten oder zumindest abschwächen, sind relativ unsicher, wenn sie allein eingesetzt werden. Sie steigern aber die Sicherheit in Kombination z.B. mit dem Diaphragma.
    - Ferner gibt es auch **chirurgische Maßnahmen**, bei denen beim Mann der Samenleiter oder bei der Frau die Eileiter abgebunden bzw. durchtrennt werden.

B Was ist der Unterschied zwischen Pille, Mikro- und Minipille?

- Die Antibabypille enthält Östrogene und Gestagene, ebenso die Mikropille, aber niedriger dosiert. Somit sorgen beide auch für eine Hemmung von Ovulation (Eisprung) und Einnistung der Eizelle in die Gebärmutterschleimhaut.

- Die Minipille enthält nur Gestagene, die in erster Linie für eine Undurch-lässigkeit des Zervikalschleims sorgen, wobei neuere Generationen auch die Ovulation unterdrücken. Allerdings muss die Minipille ziemlich genau im 24-Stunden-Rhythmus eingenommen werden.

16.2 Welche Ursachen für vaginale Blutungen außerhalb der Menstruation kennen Sie?

- Wenn diese Zusatzblutungen regelmäßig zwischen den Zyklen auftreten, deutet das am ehesten auf **hormonelle Störungen** hin, sei es durch gestörte Gelbkörperfunktion oder durch Hormongabe.
- Auch eine gestörte Endometriumsfunktion, im schlimmsten Fall durch **Endometriumkarzinom**, ist möglich.
- Wenn die Blutungen postkoital auftreten, könnte es sich um eine **Ekto-pie** handeln (Ektopie: am falschen Ort befindlich, in diesem Fall Zylin-derepithel an der Portiooberfläche) oder um **vaginale Verletzungen**. Aber auch hier sollte man an Karzinome, v.a. **Zervixkarzinom**, denken.
- Weitere Ursachen für vaginale Blutungen könnten **Uteruspolypen** oder eine **drohende Fehlgeburt** sein.

17 Nervensystem

17.1 Bitte zählen Sie die zwölf Hirnnervenpaare auf.

Tab. 17–1

I.	N. olfactorius	Onkel	sensorisch	some
II.	N. opticus	Otto	sensorisch	say
III.	N. oculomotorius	operiert	motorisch	money
IV.	N. trochlearis	tag	motorisch	matters
V.	N. trigeminus	täglich	beides: sens. + mot.	but
VI.	N. abducens	aber	motorisch	my
VII.	N. facialis	feiertags	beides: sens. + mot.	brother
VIII.	N. vestibulo-cochlearis	vertritt er	sensorisch	says
IX.	N. glossopharyngeus	gerne	beides: sens. + mot.	big
X.	N. vagus	viele	beides: sens. + mot.	boobs
XI.	N. accessorius	alte	motorisch	make
XII.	N. hypoglossus	Hebam-men	motorisch	more sense

17.2 Wie prüfen Sie die ersten drei Hirnnerven?

- Zur Prüfung des ersten Hirnnervs, des N. olfactorius, teste ich den **Geruchssinn**, indem ich **seitengetrennt aromatische Stoffe**, z.B. Kaffee, riechen lasse.
- Den zweiten Hirnnerv, den N. opticus, teste ich durch Prüfung der **Sehkraft** mit einer Buchstabentafel; außerdem teste ich das **Gesichtsfeld**, indem ich Knie an Knie mit dem Patienten sitze, wir uns die

gegenüberliegenden Augen zuhalten und ich einen Gegenstand ins Gesichtsfeld bewege. Zur Überprüfung der **Pupillen** teste ich Licht- und Konvergenzreaktion.

- Der dritte Hirnnerv, der N. oculomotorius, ist für die **Blickrichtungsbewegung** zuständig. Für seine Überprüfung lasse ich in alle Richtungen blicken.

17.3 A Was ist denn Polyneuropathie?

- Polyneuropathien sind Erkrankungen der **peripheren Nerven** mit meist **distal symmetrisch betonten sensiblen, motorischen und vegetativen Störungen**. In Europa sind der **Diabetes mellitus** und die **Alkoholkrankheit** die häufigsten Ursachen für die Entstehung von Polyneuropathien. Auch durch Medikamente und andere Giftstoffe, durch Infektionen oder als paraneoplastisches Syndrom kann es zu Polyneuropathie kommen.
- Bei Verdacht auf Polyneuropathie könnte man die Sensibilität testen, z.B. die Vibrationsempfindung mit einer Stimmgabel. neurologische Untersuchung ● 3.5

B Bitte nennen Sie mögliche Symptome.

- Schmerzen und symmetrische Missempfindungen der Füße und Hände;
- Parästhesien (Gefühlsstörungen) distal, symmetrisch als strumpf- und handschuhförmige Sensibilitätsstörungen (meist der unteren Extremität): unangenehme Temperaturempfindungen, „Ameisenlaufen", quälendes Kribbeln, Brennen der Füße („burning feet");
- Vegetativ-trophische Störungen (z.B. auch Blasenfunktionsstörungen);
- Koordinationsstörungen;
- evtl. Lähmungen (z.B. distal betonte Lähmungen aller Extremitäten: „Tetraparese");

- Eigenreflexe an der unteren Extremität meist herabgesetzt oder erloschen (der Achillessehnenreflex fehlt oft schon bevor sensible oder motorische Schäden nachweisbar sind);
- evtl. Hirnnervenbefall;
- evtl. Schwankschwindel und nächtliche Muskelkrämpfe.

17.4 A Wie kommt es zu einem Schlaganfall?

- Ein Schlaganfall oder Apoplex entsteht durch die Unterversorgung des Gehirns mit Blut.
- Man unterscheidet den sog. „weißen Insult", bei dem es zu einer Ischämie durch eine Minderdurchblutung kommt, meist auf dem Boden einer Arteriosklerose, und den sog. „roten Insult" aufgrund von Hirnblutungen.

B Wodurch erhärtet sich der Verdacht auf einen akuten Schlaganfall?

- Aus den USA kommt ein Test mit dem Namen FAST (wie schnell), bei dem das F für face, Gesicht, steht. **Man bittet die Person zu lächeln. Bei einseitiger Lähmung ist das Gesicht verzogen.**
- Das A steht für arms, die Arme. Der Patient soll gleichzeitig beide Arme mit den Handflächen nach oben anheben. **Bei einer Lähmung kann der Arm nicht oder schlecht gehoben werden oder sinkt ab.**
- Das S steht für speech, die Sprache. **Bei Patienten mit Apoplex klingt die Sprache oft undeutlich und verwaschen.**
- Und das T steht für Time – denn ist einer dieser Tests positiv, muss schnellstmöglich der **Notarzt** verständigt werden.
- 3.5 (neurologische Tests)

18 Auge/Ohr

18.1 A Was sehen Sie auf diesem Bild?

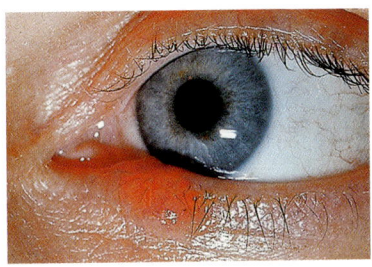

Abb. 18-1
Aus: Frank W. Tischendorf. Der
Diagnostische Blick. 7. Aufl.

- Ich sehe eine hochrote entzündliche Veränderung am Lidrand. Es handelt sich vermutlich um ein Gerstenkorn (Hordeolum).

B Was wissen Sie darüber?

- Es handelt sich um einen schmerzhaften Abszess am Lidrand. Die Entzündung der Drüsen der Augenlider wird meist durch *Staphylokokken* (90–95 %), seltener durch *Streptokokken*, hervorgerufen. Unter Umständen kann es zur Beeinträchtigung des Allgemeinbefindens, selten auch zu Fieber kommen.
- Oft platzt der Abszess nach einigen Tagen spontan auf und der Schmerz lässt nach.
- Eventuell ist ein kleiner Schnitt oder Antibiotikagabe durch den Arzt notwendig.

C Was kann es für Komplikationen geben?

- Es könnte zu Lidabszess, Orbitalphlegmone (Ausdehnung der Entzündung auf das ganze Auge) oder (Sinusvenen-)Thrombosen kommen.

D Wie würden Sie behandeln?

- Ich würde den Patienten an den Arzt verweisen, da ich weder die Antibiotika verschreiben, noch eine Inzision durchführen darf und es sich möglicherweise um *Streptokokken* handelt, bei denen ich Behandlungsverbot habe. (● 25.2 Prüfung Sabine)

18.2 A Was erkennen Sie auf diesem Bild?

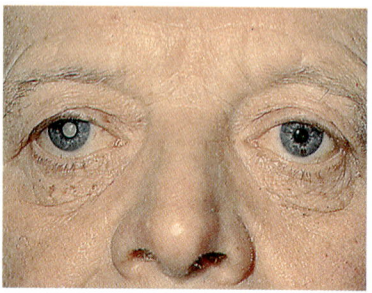

Abb. 18–2
Aus: Frank W. Tischendorf. Der
Diagnostische Blick. 7. Aufl.

- Ich sehe einen älteren Herrn, dessen rechte Pupille zu reflektieren scheint. Ich würde auf eine Katarakt tippen.

B Was ist eine Katarakt?

- Eine Katarakt, der sogenannte Graue Star, ist eine **(schmerzlose) Linsentrübung**, eine der **häufigsten Augenerkrankungen**. Meist betrifft sie beide Augen, aber selten gleich stark.
- Durch die Linsentrübung kommt es zur **Beeinträchtigung der Sehkraft**, die Patienten sehen wie durch einen grauen Nebel: unscharf, Farben und Konturen verschwimmen. In der Dämmerung sehen die Patienten anfangs noch besser, weil dann die Pupillen weiter sind. Bei **fortschreitender Trübung** kann es so weit gehen, dass nur noch **Hell und Dunkel** wahrgenommen werden können. (Dieser Zustand zählt zur Blindheit.)

C Welche Ursachen hat die Katarakt?

Die häufigste Form ist der sog. **Altersstar**, der ab dem 60. Lebensjahr gehäuft auftritt. Die **genaue Ursache ist noch nicht geklärt**. Im Zusammenhang mit **Diabetes mellitus** kann es zu Ernährungsstörungen der Linse kommen, somit auch gehäuftes Auftreten beim **Cushing-Syndrom**. Eine Katarakt kann auch **angeboren** sein, insbesondere bei **Rötelnembryopathie**, aber auch beim Down-Syndrom. Weitere Ursachen wären Strahlenschäden, Linsenverletzungen und andere Augenerkrankungen.

19 Haut

19.1 A Was sehen Sie auf diesem Bild?

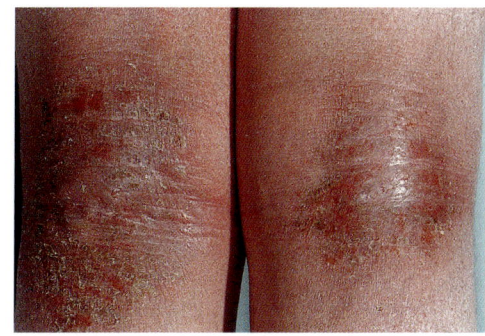

Abb. 19–1
Aus: Bork, Bräuninger.
Hautkrankheiten in der
Praxis. 3. Aufl.

- Ich sehe ein Ekzem in den Kniekehlen mit Krusten und Lichenifikation (Vergröberung der Hautfelderung) und würde es auf den ersten Blick für eine Neurodermitis halten.

B Was wissen Sie über Neurodermitis?

- Die genauen **Ursachen sind unbekannt**, aber die Erkrankung wird dem **atopischen** Formenkreis zugerechnet, d.h. sie ist wahrscheinlicher, wenn die Eltern oder der Patient selbst noch andere Allergien haben.
- Kennzeichnend ist neben den **typischen Prädilektionsstellen** in den **Beugen (Ellenbogen, Knie, Hand- und Fußgelenke, Hals, Hände)** der **starke Juckreiz mit Juckkrisen.**
- Die Hautstellen sind gerötet, schuppen sich etwas, es kommt zu **Lichenifikation**, Erosionen, evtl. Nässen und Krusten.
- Im Blut finden sich eine IgE-Erhöhung und eine Eosinophilie.

19.2 A Worum handelt es sich hierbei?

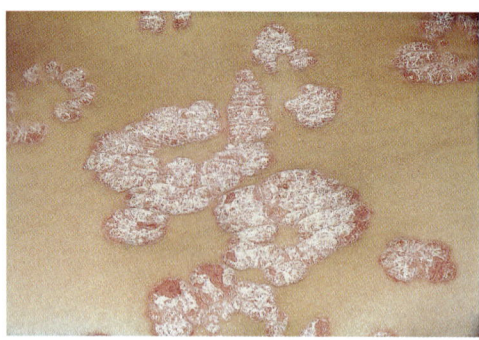

Abb. 19–2
Aus: Bork, Bräuninger.
Hautkrankheiten in der
Praxis. 3. Aufl.

- Hierbei könnte es sich um **silberweiße Schüppchen** auf leicht **erhabenen, geröteten Hautstellen** handeln, wie sie bei der **Psoriasis** typisch sind. Die Lokalisation lässt sich nicht genau ausmachen. Typische Lokalisation wären die **Streckseiten der Gelenke**, die **behaarte Kopfhaut, die Bart- und Kreuzbeinregion.**

B Jucken die Hauterscheinungen?

- Juckreiz ist nicht typisch, allerdings können die Herde durchaus auch mal jucken.

C Kann sich die Psoriasis auch an anderen Körperregionen zeigen?

- An den Nägeln kommt es zu typischen Veränderungen, den „**Tüpfel-, Ölfleck- und Krümelnägeln".** Ein Teil der Patienten kann zusätzlich (unter Umständen sogar isoliert) eine **Psoriasis-Arthritis** entwickeln.
- Manchmal kommt es auch gehäuft zu Augenentzündungen.
- Das Risiko arterieller Erkrankungen ist erhöht.

19.3 A Was sind Verdachtszeichen auf Hautkrebs?

- Scharf umrandete Hautveränderungen, die wachsen und nicht abheilen;
- unscharfe Hautveränderungen;
- schnelles Wachstum;
- Ausbildung einer höckrigen Oberfläche;
- zunehmende und/oder ungleiche Pigmentierung;
- entzündeter, rötlicher Hof um eine Hautveränderung;
- Blutungsneigung;
- Geschwürbildung;
- Auftreten kleiner Satellitenknötchen;
- Anschwellen der regionalen Lymphknoten;
- Patient berichtet von Juckreiz, Schmerzen oder „Arbeiten in Geschwulst".

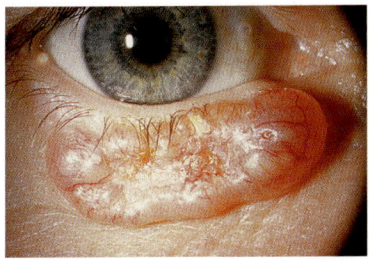

Abb. 19-3
Basaliom. (Aus: Frank W. Tischendorf. Der Diagnostische Blick. 7. Aufl.)

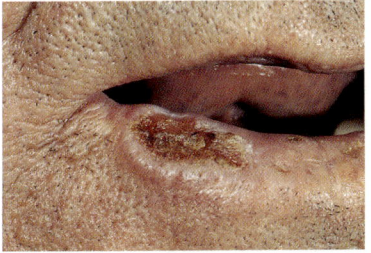

Abb. 19-4
Spinozelluläres Karzinom der Unterlippe. (Aus: Bork, Bräuninger. Hautkrankheiten in der Praxis. 3. Aufl.)

B Welche Formen des Hautkrebses sind Ihnen bekannt und was sind die wesentlichen Unterschiede?

- Das **Basaliom** ist der **semimaligne** Hautkrebs, semi (halb), weil es **langsam wächst** und **keine Metastasen** setzt. Trotzdem wächst es **destruierend** (zerstörend) in die Tiefe. Es tritt meist im **Gesicht** oder anderen **lichtexponierten Stellen** auf. Oft zeigt sich ein **hautfarbenes Knötchen** mit **perlschnurartigem Randwall**, es kann aber auch wie ein kleines Geschwür oder ein Sklerodermie-Herd sein. Es kann pigmentiert sein und/oder **Teleangiektasien** aufweisen.
- Das **Spinaliom** tritt oft an den Übergängen zur Schleimhaut auf, an den **Lippen, Penis, Vulva oder After** und oft auf licht- und strahlengeschädigter Haut. Betroffen sind meist ältere Patienten.

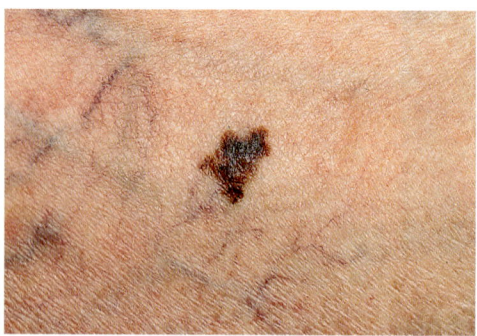

Abb. 19–5
Frühes superfiziell spreitendes Melanom. (Aus: Bork, Bräuninger. Hautkrankheiten in der Praxis. 3. Aufl.)

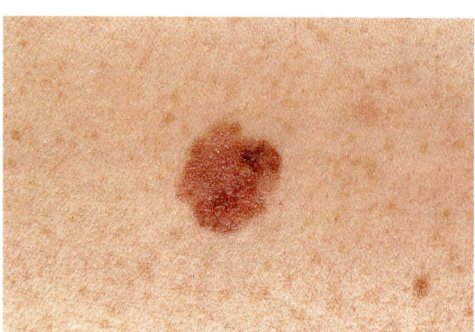

Abb. 19–6
Superfiziell spreitendes Melanom. (Aus: Bork, Bräuninger. Hautkrankheiten in der Praxis. 3. Aufl.)

- Das **maligne Melanom** ist der **bösartigste** Hautkrebs, weil es sehr früh **Metastasen** setzt (v.a. in Lunge, Leber, Knochen, Gehirn). Es entsteht aus den **Melanozyten** der Haut und bildet sich oft aus Leberflecken oder Hautpartien, die häufig Sonnenbrände hatten. Es ist meistens dunkel pigmentiert, kann aber auch hell sein.
- **ABCDE-Regel:**
  - **A** – Asymmetrie: nicht symmetrisch, z.b. rund oder oval, da Melanome bevorzugt in eine Richtung wachsen (im Ggs. sind gutartige Leberflecke symmetrisch u. kreisförmig);
  - **B** – Begrenzung: unregelmäßig oder unscharf;
  - **C** – Color (Farbe): unterschiedlich starke Pigmentierung, Mehrfarbigkeit (hellbraun, dunkel bis schwarz, evtl. rot, selten weißlich);
  - **D** – Durchmesser: größer als 5 mm, bzw. Zunahme;
  - **E** – Erhabenheit: über dem normalen Hautniveau auf sonst flachem Grund;
  - **E** – Entwicklung: neu und in kurzer Zeit entstanden.

20 Onkologie

Einleitung in das Thema Onkologie könnte z.B. eine Bildvorlage einer kachektischen Frau sein, oder die DD zu Blutungen/Anämie.

20.1 A Was sind die häufigsten Krebsarten bei der Frau?

- Bei den Frauen tritt am häufigsten Brustkrebs auf, gefolgt von Darm-, Lungen- und Gebärmutterkrebs.

B Was sind die häufigsten Krebsarten beim Mann?

- An erster Stelle der Prostatakrebs, ebenfalls gefolgt von Darm- und Lungenkrebs.

20.2 Was sind Zeichen eines malignen Geschehens?

- Ich möchte vorwegschicken, dass die meisten malignen Geschehen keine Frühsymptome haben. **Erstsymptome sind meist Spätsymptome**.
- Allgemeine Hinweise auf bösartige Geschehen sind die **B-Symptome** mit Müdigkeit/**Leistungsminderung** (oder -knick), ungewollte **Gewichtsabnahme** von > 10 % innerhalb von 6 Monaten, **Nachtschweiß** und **subfebrile Temperaturen**.
- Da es bei bösartigen Geschehen oft zu Eisenverteilungsstörungen kommt, entwickelt sich eine **Anämie**.
- Spätere Zeichen können, je nach Lokalisation, **Blutungen** im Urin, Stuhl oder im Sputum sein oder **sicht- oder tastbare Tumoren**. Oft sind wegen des invasiven Wachstums bösartiger Tumoren **Lymphknoten**

miteinbezogen, die meist **schmerzlos** und mit dem umliegenden Gewebe **verbacken/verwachsen** sind.

- Bei bösartigen Geschehen im Verdauungstrakt kommt es oft zu Widerwille gegen schwer Verdauliches, wie Fett oder Fleisch. Bei intrakraniellen (innerhalb des Schädels) Tumoren kann es zu Zeichen der Hirndrucksteigerung kommen. Bei manchen Krebsgeschehen kommt es zu **Juckreiz**, wie beim M. Hodgkin.
- Im **Blutlabor** sind oft eine **stark beschleunigte Blutsenkung** und eventuell **Tumormarker** feststellbar.

20.3 Was sind Tumormarker?

- Tumormarker sind Stoffe (meist Eiweiße), die beim Gesunden nicht oder nicht in größerer Menge vorkommen und bei bösartigen Geschehen gehäuft nachweisbar sein können.
- Allerdings schließt ein Fehlen von Tumormarkern nicht aus, dass trotzdem bösartige Geschehen vorliegen. Manchmal können auch Tumormarker erhöht sein, ohne dass ein bösartiges Geschehen vorliegt, wie z.B. das PSA (Prostata Spezifisches Antigen), das auch z.B. nach dem Fahrradfahren mit entsprechendem Sattel erhöht sein kann.
- Dementsprechend eignen sich Tumormarker nicht zur Diagnostik, sondern eher zur Verlaufskontrolle. Die meisten Tumormarker sind unspezifisch. Z.B. kann ein CEA (Carcinoembryonales-Antigen) bei Darm-, Lungen- oder Pankreaskarzinom vorhanden sein.
- Spezifische Tumormarker wären noch das Bence-Jones-Protein bei Plasmozytom (multiples Myelom, M. Kahler) und das Beta-HCG bei Hodentumoren.

20.4 Was ist ein paraneoplastisches Syndrom?

- Paraneoplastische Syndrome sind Symptome, die im Zuge einer Krebserkrankung auftreten, aber weder durch den Tumor noch durch Metastasen ausgelöst werden (nicht durch Raumbedarf, nicht durch Zerstörung von Gewebe).

- Manche Tumormarker z.B. können ihrerseits andere Krankheitsbilder hervorrufen, z.B. kann ein Bronchial-Karzinom PTH (Parathormon) produzieren, was zu Knochenabbau und Hyperkalziämie führen kann. Oder es kann TSH (Thyreoidea = Schilddrüsen-stimulierendes Hormon) freigesetzt werden, was zu einer Schilddrüsenüberfunktion führt, oder die ACTH-artigen Tumormarker regen die Nebennierenrinde an.

20.5 Was ist die TNM-Klassifikation?

- Die Buchstaben T, N und M stehen für **Tumor, Noduli lymphatici** (Lymphknoten) und **Metastasen**.
- Die TNM-Klassifikation dient der **Stadieneinteilung von malignen Tumoren**, wobei den Buchstaben dann jeweils eine Ziffer hinten angestellt wird.
- T0 würde z.B. bedeuten, dass kein Primärtumor feststellbar ist, während T1 bis T4 die Größe der Tumorausdehnung beschreiben würden.
- T2, N1, M0 würde bedeuten, dass der Primärtumor zwischen 2 und 5 cm liegt, dass Lymphknotenbefall vorliegt, aber noch keine Anzeichen für Fernmetastasen.

21 Psychiatrie

21.1 A Wie verhalten Sie sich bei Verdacht auf Suizidalität?

- Man sollte den Patienten darauf ansprechen, da Suizidgefahr ernst genommen und Thema des Gesprächs werden muss.

B Was würden Sie denn fragen?

- Ich würde entweder indirekt fragen, z.B.:
  - „Was meinen Sie damit, dass alles sinnlos sei?"
  - „Gibt es irgendetwas, das Ihnen Spaß macht oder an dem Sie sich erfreuen?"
  - „Warum verschenken Sie Ihre Wertsachen?"
- oder direkt:
  - „Haben Sie schon einmal daran gedacht, sich das Leben zu nehmen?"
  - „Haben Sie vor, Ihrem Leben ein Ende zu setzen?"

C Ihr Patient bestätigt die Suizidabsicht. Was tun Sie dann?

- Akut suizidgefährdete Patienten müssen in die **psychiatrische Klinik** eingewiesen werden. Sollte ich den Verdacht haben, dass der Patient sich weigert, muss ich die **Polizei** oder den **Notarzt** verständigen, damit der Patient notfalls auch gegen seinen Willen in die psychiatrische Klinik eingewiesen wird. Sollte Fremdgefährdung vorliegen, kommt nur die Polizei infrage.

21.2 A Was sind die Kennzeichen einer Depression?

- Die Depression ist eine **psychische Störung** mit Zuständen psychischer **Niedergeschlagenheit** und chronischer **Traurigkeit**, die phasenhaft oder andauernd sein kann.
- Sofern es sich nicht um eine „larvierte Depression" handelt, die sich vor allem körperlich äußert, wirkt der Patient **gedrückt, traurig**, fühlt sich leer, **freudlos** und ist **interesse-** und energielos. Er fühlt sich **mutlos** und hat **Minderwertigkeitsgefühle, Angstzustände** und **grübelt** oft. Er hat **Konzentrationsstörungen, Denkhemmung** und kann keine Entscheidungen treffen.
- Viele Patienten haben **Schuldgefühle**, Beziehungsstörungen und Verarmungsideen.
- Der depressive Patient zieht sich aus zwischenmenschlichen Kontakten zurück **(Isolationsneigung)**. So entstehen oft Probleme mit Partnern, Kindern oder Vorgesetzten.
- Die **Stimme** ist oft **leise und monoton**, die **Körperhaltung vornübergebeugt**, die Bewegungen kraftlos und schleppend.

B Was können bei einer Depression für körperliche Beschwerden auftreten?

- Es können **Schmerzsyndrome** auftreten wie **Kopfschmerzen, Thoraxdruck, Atemnot** und Herzsensationen wie **Herzrhythmusstörungen** oder anfallsweise Tachykardie.
- Meistens kommt es zu **Schlafstörungen** und typischerweise zu frühem Erwachen **(Morgentief)**. Der Patient kann Appetit- und Verdauungsstörungen wie Übelkeit, Erbrechen oder Obstipation entwickeln, sowie Blasenstörungen. Auch Störungen der Drüsenfunktionen bei Tränen-, Schweiß und Speicheldrüsen **(Mundtrockenheit)** treten auf.

C Wie wird eine Depression behandelt?

- Patienten mit Depressionen würde ich zum Facharzt (Psychiater, Neurologe) überweisen.
- Behandelt wird in erster Linie mit **Psychotherapie**, wobei versucht wird, die Ursachen zu ergründen. Unter Umständen genügen zur Behandlung tiefenpsychologische oder verhaltenstherapeutische Maßnahmen, oft werden aber auch **Antidepressiva** erforderlich.

21.3 A Was ist Verhaltenstherapie?

- Der Verhaltenstherapie liegt die Annahme zugrunde, **dass Verhalten erlernt wird** (aus erlernten Reaktionen auf Reizkonstellationen). Es werden verschiedene Verfahren eingesetzt, um **Verhalten zu beobachten und zu verändern.**
- Dazu zählen Desensibilisierung, Expositionsbehandlung (Reizüberflutung), Selbstsicherheitstraining z.B. in Form von Rollenspielen, Konditionierung und kognitive Verfahren.

B Wie könnte solch eine Desensibilisierung aussehen?

- Nehmen wir an, der Patient hat übermäßige Angst (Phobie) vor Hunden. Er wird therapeutisch begleitet, während er sich langsam dem Thema Hund annähert. So soll er mit der relativ am wenigsten angstbehafteten Situation anfangen, z.B. wird ihm erst einmal ein gemaltes Bild, später vielleicht ein Foto von einem Hund vorgelegt, vielleicht auch ein Comic mit einem Hund.
- Wenn er sich diesen Situationen angstfrei stellen kann, soll er sich vielleicht mit einem Spielzeughund auseinandersetzen. Dann wird ein echter Hund aus der Ferne betrachtet und langsam wagt man sich immer näher, bis der Patient angstfrei den Hund berühren kann, oder sich vom Hund berühren lassen kann.

21.4 A Sie machen einen Hausbesuch bei einem älteren Herrn. Seine Wände sind komplett mit Alufolie beklebt. Er erzählt, dass seine Nachbarn ihn mit ihren Gedanken bestrahlen. Was könnte in diesem Fall vorliegen?

- Gerade das Symptom von Gedankeneingaben oder das Hören von Stimmen kenne ich als Symptom einer Schizophrenie, sofern der Patient keine Drogen zu sich genommen hat.
- Ich würde im Gespräch auf weitere Hinweise achten, und sofern sich mein Verdacht bestätigt, müsste der Patient in psychiatrische Behandlung.

B Was wissen Sie über Schizophrenie?

- Schizophrenie ist eine schwere **psychische Erkrankung**, bei der sich das **innere Erleben** und die **Wahrnehmung der Umwelt verändern**. Sprich, die Betroffenen haben ein **gestörtes Verhältnis zur Realität**. Charakteristisch sind Gedankenausbreitung, Gedankeneingebung, Gedankenentzug bzw. das „Abreißen" von Gedanken.
- Es kann auch zu **Halluzinationen, Wahnvorstellungen** oder zu **körperlichen Symptomen**, insbesondere eingeschränkter Beweglichkeit bis hin zum völligen Erstarren (katatoner Stupor), kommen.
- Die genauen Ursachen sind noch unklar.

Merke

Das Diagnoseschema nach Eugen Bleuler unterscheidet:
- Grundsymptome (4 A):
  - Störungen der Assoziation (z.B. Zerfahrenheit, Gedankensperre),
  - Störungen der Affektivität (Ängste, Affektinkontinenz),
  - Ambivalenz der Gefühle,
  - Autismus (Verlust der Beziehung zur Realität)
- und akzessorische Symptome: Halluzinationen, Wahnideen, funktionelle Gedächtnisstörungen, Katatonie.

Das Diagnoseschema nach Schneider unterscheidet:

- Symptome 1. Ranges: akustische Halluzinationen, leibliche Beeinflussungserlebnisse, Denkstörungen, Wahnwahrnehmungen;
- Symptome 2. Ranges: andere Halluzinationen und Wahneinfälle.

C Können Sie uns Beispiele für Halluzinationen und Wahn nennen?

- **Halluzinationen** liegt (im Gegensatz zur Illusion) **kein** adäquater **Sinnesreiz zugrunde**.
- Bei der Schizophrenie werden am häufigsten **akustische Halluzinationen** wie das **Hören von Stimmen**, z.B. dialogischen Stimmen in Form von Rede und Gegenrede, beschrieben. Es kann auch zu **optischen Halluzinationen** kommen, z.B. das Sehen von Gesichtern im Boden oder an den Wänden. Es gibt sogar gustatorische Halluzinationen, bei der der Patient z.B. den Geschmack von Gift wahrnimmt, oder olfaktorische Halluzinationen, typischerweise Gasgeruch.
- Beim **Wahn** handelt es sich um **inhaltliche Denkstörungen**, an denen der Patient festhält, auch wenn die **objektiv nachprüfbare Realität davon abweicht**. Bei der Schizophrenie betrifft der Wahn oft das Außen, wie der **Verfolgungswahn, Beziehungs- oder Fremdbeeinflussungswahn,** während sich Wahn z.B. im Rahmen einer Depression eher auf den Patienten bezieht, wie **Schuld-, Verarmungs- oder Krankheitswahn**.
- Der **Größenwahn** tritt auch häufig im Zuge einer Manie auf.

22 Notfälle

22.1 A Was ist ein akutes Abdomen?

- Der sog. „akute Bauch" ist eine **akut einsetzende** Symptomatik mit **stärkstem Bauchweh, Abwehrspannung** der Bauchmuskulatur, Änderung der Darmperistaltik, evtl. Fieber oder sogar Schock, der oft eine notfallmäßige Operation erfordert.

B Wie kann es dazu kommen?

- Häufige Ursachen für ein akutes Abdomen sind:
  - **Entzündungen** (kontinuierlich zunehmender Schmerz): vor allem die **akute generalisierte Peritonitis,** die aus einer **Appendizitis, Cholezystitis, Pankreatitis, Divertikulitis oder Adnexitis,** oder durch **Ulkusperforation**/-penetration entstehen kann, unter Umständen auch im Zuge einer akuten Gastritis;
  - **Koliken** (kolikartiger Schmerz): **mechanischer Ileus** (Darmverschluss), **Gallenstein-, Harnsteinkolik** (z.B. Nieren- oder Uretersteinkolik);
  - wichtige Ursachen sind auch die **Aneurysma-Ruptur** oder der **Mesenterialinfarkt/Mesenterialembolie;**
  - auch **stielgedrehte Ovarialzysten** oder **stielgedrehte Uterusmyome,** eine **Tubargravidität** (Eileiterschwangerschaft) oder bei Männern eine **Hodentorsion** können zu einem akuten Abdomen führen;
  - außerdem kann es als Mitreaktion eines akuten Geschehens oberhalb des Zwerchfells, z.B. bei **Herzinfarkt** oder im Zuge einer akuten Lungenentzündung, zum akuten Abdomen kommen.

> **Anmerkung:**
> Hier haben wir eine Aufzählung, die eher nach der Häufigkeit aufgelistet ist. Eine andere mögliche Sortierung wäre nach Lokalisation.

Tab. 22-1 Entstehung eines akuten Abdomens nach Lokalisation

Ausstrahlung in den Oberbauch		
extraabdominelle Erkrankungen z.B. Lungenentzündung/Pleuritis, Angina pectoris/Herzinfarkt, Pleuritis, diabetisches (ketoazidotisches) Koma		
Rechter Oberbauch	Mitte des Oberbauchs	Linker Oberbauch
wahrscheinlich: Gallenkolik; perforiertes Ulcus duodeni; Leberruptur; möglicherweise: Appendizitis, Cholezystitis, Pankreatitis, Nierenbeckenstein (Kolik)	wahrscheinlich: akute Pankreatitis, perforiertes Ulcus ventriculi; möglich: Hiatushernie, Ösophagusperforation	wahrscheinlich: Milzruptur; möglich: Pankreatitis, Milzinfarkt, Nierenbeckenstein (Kolik)
Diffuse Bauchschmerzen		
wahrscheinlich bei: akuter Gastroenteritis, Ileus, generalisierte Peritonitis, Aneurysmaruptur, Mesenterialinfarkt		
Rechter Unterbauch	Mitte des Unterbauchs	Linker Unterbauch
wahrscheinlich: Appendizitis, Invagination; möglich: M. Crohn, Gallenblasenperforation, Hodentorsion, Adnexitis, stielgedrehte Ovarialzyste, Tubargravidität, Ureterstein	wahrscheinlich: akuter Harnverhalt (v.a. bei älteren Männern); möglich: Aneurysmaruptur, Mesenterialinfarkt, mechanischer Ileus	wahrscheinlich: akute Divertikulitis; möglich: inkarzerierte Hernie, Hodentorsion, Adnexitis, stielgedrehte Ovarialzyste, Tubargravidität, Psoasabszess, Rektosigmoidkarzinom, Sigmadivertikulitis, Ureterstein

C Was tun Sie?

- Nach Möglichkeit lasse ich den **Patienten nicht mehr alleine**. Ich verständige den **Notarzt**.
- Den Patienten **lagere** ich in **Rückenlage** mit **angezogenen Beinen** und Kissen unter dem Kopf.

- Ich überwache **Blutdruck und Puls,** um eine **Schockgefahr** abschätzen zu können, und messe die **Temperatur**, ob vielleicht Fieber im Zuge einer Entzündung vorliegt.
- Analgetika (Schmerzmittel) sollten vor Diagnosestellung nicht verabreicht werden.

22.2 A Was ist ein Schock?

- Beim Schock handelt es sich um ein **lebensbedrohliches akutes Kreislaufversagen** aufgrund absoluter oder relativer **Verminderung des zirkulierenden Blutes**.

B Was ist ein Schockindex?

- Durch den Blutmangel sinkt der Blutdruck, kompensatorisch schlägt das Herz schneller. Der Schockindex wird errechnet, indem man den **Pulswert durch den systolischen Blutdruckwert teilt**. Beim Gesunden wären das z.B. ein Puls von 65 geteilt durch eine Systole von 130, ergäbe einen Schockindex von 0,5.
- Von Schock spricht man ab einem Schockindex von 1. Steigt der Puls z.B. auf 120, und der systolische Blutdruck sinkt auf 100, ergäbe das einen Schockindex von 1,2 (120:100). Je höher der Schockindex, umso bedrohlicher der Zustand.

C Welche Formen des Schocks kennen Sie?

- Man unterscheidet den **hypovolämischen Schock** (Volumenmangelschock) durch Abnahme des Blutvolumens, sei es durch Blutung (nach außen oder nach innen) oder durch starke Flüssigkeitsverluste, z.B. durch heftige Durchfälle oder Erbrechen, oder durch Verbrennung.
- Ein **anaphylaktischer Schock** ist eine allergische Reaktion vom Soforttyp (Typ 1-Allergie); ein **kardiogener Schock** entsteht aufgrund

von Pumpversagen des Herzens, z.B. durch Herzinfarkt oder schwere (Links-)Herzinsuffizienz (z.B. durch Myokarditis im Rahmen von Infektionskrankheiten). Ein **hypoglykämischer Schock** entsteht durch eine Unterzuckerung typischerweise als akute Entgleisung eines (eher Typ 1-) Diabetes mellitus. Ein septischer Schock entsteht durch Bakterientoxine (Infektion mit toxinbildenden Bakterien).

- Ein **neurogener Schock** entsteht durch Schäden am ZNS (zentralen Nervensystem), z.B. bei einem Hirnstamm- oder Rückenmarkstrauma oder bei Vergiftungen.
- Was umgangssprachlich „psychischer Schock" genannt wird, heißt eigentlich **akute Belastungsreaktion**.

22.3 A Was könnten Auslöser eines anaphylaktischen Schocks in der Heilpraktiker-Praxis sein?

- Ein häufiger Auslöser sind wohl die **Lokalanästhetika**, die bei der Neuraltherapie eingesetzt werden, aber prinzipiell kann es **fast jeder Stoff** sein. Vor allem natürlich **Medikamente**, insbesondere die **i.v.-Injektionen**. (Selbst eine Vitaminspritze kann eine Anaphylaxie auslösen.) Bei den **pflanzlichen Medikamenten** sind die Korbblütler recht kritisch, wie Kamille, Ringelblume, Echinacea, Goldrute (Solidago).
- Eine allergische Reaktion wäre auch z.B. auf Latexhandschuhe oder das Puder darin denkbar oder auf **Desinfektionsmittel**.

B Bitte beschreiben Sie den anaphylaktischen Schock und wie Sie sich verhalten.

- Bei der anaphylaktischen Reaktion werden **vier verschiedene Stadien** unterschieden:
  - Von Stadium 0 spricht man, wenn es **nur an der Applikationsstelle** (Ort des Auf- oder Einbringens) zu einer **lokalen Reaktion**

wie **Schwellung, Rötung, Juckreiz oder Urtikaria** kommt, ohne Fernwirkung. In diesem Fall **stoppe** ich die **Allergenzufuhr**, messe **Blutdruck und Puls**, um einen Ausgangswert zu haben, damit ich feststellen kann, ob sich ein Schock ankündigt. Nach Möglichkeit setze ich lokale Kühlung u./o. antiallergisches Gel ein. Ich **überwache** den Patienten für **mind. 40 Minuten**; wenn sich die Lage entschärft, mache ich nur einen **Karteivermerk** über die allergische Reaktion und informiere den Patienten über seine Unverträglichkeit.

– Stadium 1: Sobald die Reaktion **über die Applikationsstelle hinausgeht** und sich z.B. **generalisierte Haut- und Schleimhautreaktionen** zeigen, wie **Urtikaria, Ödeme,** v.a. das Quincke-Ödem, Flush, oder sogar Luftnot, Schwindelgefühl oder Hitzewallungen, befindet sich der Patient in Stadium 1 und ich verständige den **Notarzt** (oder lasse verständigen), bewahre selber Ruhe und beruhige den Patienten.

– Sollte der Auslöser über eine i. v.-Injektion erfolgt sein, muss ich die **Kanüle belassen (auf keinen Fall entfernen!),** die **Allergenzufuhr muss stoppen** und stattdessen eine **Volumensubstitution** z.B. in Form von Ringer-Lösung, anhängen. Ansonsten lege ich einen venösen Zugang. Sofern vorhanden, gebe ich intravenös ein **Antihistaminikum**, z.B. Tavegil®.

Anmerkung:

Was heißt hier „sofern vorhanden"? Wenn Sie z.B. mit Neuraltherapie arbeiten, sollte es vorhanden sein!

– Ich **kontrolliere engmaschig die Vitalzeichen**, um zu erkennen, wenn der Puls steigt und der Blutdruck sinkt, was den Übergang in Stadium 2 anzeigt, bei dem es auch zu Reaktionen der inneren Organe, wie **asthmatischen Beschwerden, Bauch- und Unterleibskrämpfen**, kommen kann. Die **Beine des Patienten werden hochgelegt**, und die Infusionsgeschwindigkeit wird erhöht u./o. zusätzliche venöse Zugänge gelegt.

- In Stadium 3 liegt dann ein **manifester Schock** vor (Schockindex über 1, spätestens jetzt Schocklagerung) mit der **Gefahr des Bewusstseinsverlustes.**
- In Stadium 4 kommt es zu **Kreislauf- und Atemstillstand**, und ich leite die **kardiopulmonale Reanimation** ein.

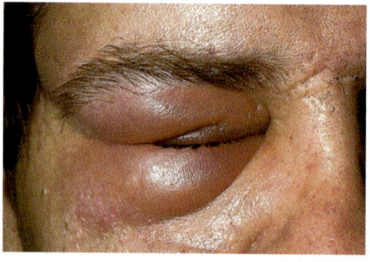

Abb. 22-1
Quincke-Ödem. (Aus: Bork, Bräuninger. Hautkrankheiten in der Praxis. 3. Aufl.)

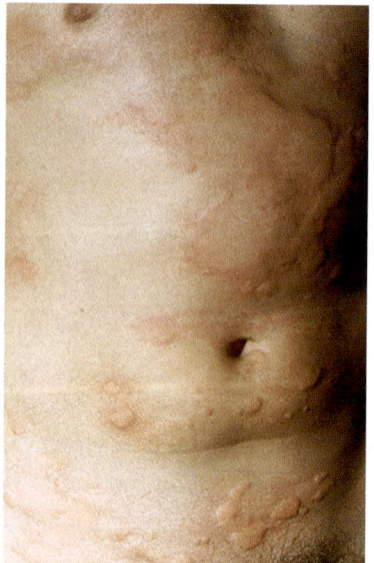

Abb. 22-2
Urticaria porcellanea. (Aus: Frank W. Tischendorf. Der Diagnostische Blick. 7. Aufl.)

22.4 Was ist im Gegensatz dazu ein Koma und wie kann es dazu kommen?

- Beim Koma handelt es sich um die **schwerste Form der quantitativen Bewusstseinsstörung** aufgrund einer schweren **Störung der Großhirnfunktion.**

- Es kann durch **Stoffwechselentgleisungen** wie Überzuckerung als **diabetisches Koma** oder durch **Unterzuckerung** auftreten, aber auch bei Leberinsuffizienz als **hepatisches Koma** und bei Niereninsuffizienz als **urämisches Koma.**

- Es gibt auch hormonelle Ursachen wie das **Hypothyreote Koma** bei Schilddrüsenunterfunktion oder das **Thyreotoxische Koma** als Folge von extremer Schilddrüsenüberfunktion, oder durch Hypophysen- oder Nebennierenrindeninsuffizienz.

- Primäre Gehirn-Erkrankungen können zu einem Koma führen, insbesondere die **Hirnstammschädigung**, z.B. durch Schlaganfall, Schädel-Hirn-Trauma oder Hirntumor.

- Aber auch **Vergiftungen** durch Drogen wie Alkohol und andere Rauschmittel oder Medikamente können zu Koma führen.

- Ein Koma kann sich, wie das hypoglykämische Koma, schnell, innerhalb von Minuten, entwickeln, oder langsam, wie z.B. das hepatische Koma, innerhalb von Tagen bis Wochen.

- Ihm gehen **verschiedene Stadien der Bewusstseinsstörungen** voraus, wie die **Benommenheit** mit Verlangsamung des Denkens und Handelns, erschwerter Orientierung, Herabsetzung der Wahrnehmung und Wortbildungsstörungen. Die **Somnolenz** ist eine stärkere Bewusstseinstrübung mit Schläfrigkeit, aus der der Betroffene allerdings durch äußere Reize geweckt werden kann.

- **Sopor** ist schon ein schlafähnlicher Zustand mit weitestgehender Reaktionslosigkeit. Der Betroffene kann nur noch **durch sehr starke Reize** zu Reaktionen, z.B. Abwehrbewegungen, bewegt werden. Es folgt das **Koma**, bei dem der Betroffene auch **auf stärkste Reize nicht mehr/ kaum reagiert.**

Jetzt könnte die Fragestellung auf einzelne Koma-Formen kommen, allen voran diabetisches, hapatisches oder urämisches Koma.

Weitere Notfälle:

- 12.6 akute Pankreatitis
- 8.3 akute Atemnot

23 Differenzialdiagnosen und über- greifende Fragen

23.1 Warum wollen Sie Heilpraktiker/in werden?

Hier können wir keine pauschale Antwort anbieten. Aber machen Sie sich Gedanken, damit Sie auch auf diese Frage vorbereitet sind.

Günstig ist es, durchblicken zu lassen, dass Sie nicht sofort eine Praxis eröffnen wollen, sondern noch weitere Fortbildungen machen möchten, die nur Ärzten und Heilpraktikern vorbehalten sind.

23.2 Sagt Ihnen der Begriff „Matabolisches Syndrom" etwas?

- Das Metabolische Syndrom, oder auch **„tödliches Quartett"** genannt, erhöht die Wahrscheinlichkeit zur Entwicklung von Arteriosklerose und deren Folgen wie **Schlaganfall**, **Herzinfarkt** (u.a. KHK) und anderen arteriellen Verschlüssen.
- Dazu zählen **Bluthochdruck** (arterielle Hypertonie), stammbetonte **Adipositas**, **Hyperlipidämie** (v.a. Hypercholesterinämie) und der **Diabetes mellitus**.

> **Anmerkung**
>
> Das ist eine klassische Einleitung zu Fragen über die einzelnen Erkrankungen, allen voran der Bluthochdruck (● 7.1) und Diabetes mellitus (● 15.2), gefolgt von KHK/Herzinfarkt (● 6.1–6.3) und Schlaganfall (● 17.4).

23.3 Was wissen Sie über das Mediastinum?

- Das Mediastinum ist der Raum **zwischen** den beiden **Lungenflügeln**, nach unten bis zum **Zwerchfell**, nach oben bis zum **Hals**, nach hinten bis zur **Wirbelsäule**, nach vorne bis zum **Brustbein**.
- Die größte Struktur im Mediastinum ist das **Herz**. Auch die herznahen **großen Gefäße**, der **Aortenbogen** und die **absteigende Aorta** und der **Truncus pulmonalis**, sowie die **Vena cava superior und inferior**. Zwischen Brustbein und oberem Herzbereich ist auch die **Thymusdrüse**.
- Die **Speiseröhre** und die **Luftröhre** verlaufen im Mediastinum, wie auch der **Ductus thoracicus** (Milchbrustgang) und der **Nervus vagus** (u. N. Phrenicus, N. laryngeus recurrens).

23.4 Wie können Sie eine Blutdruckmanschette außer zur Blutdruckmessung einsetzen?

- Zum Beispiel zur Durchführung des Rumpel-Leede-Tests auf hämorrhagische Diathese, zur Kompression z.B. einer NaCl-Infusionsflasche, um die Infusionsgeschwindigkeit zu erhöhen, unter Umständen auch zur Durchführung des „unblutigen Aderlasses".

23.5 Welche Ursachen für Kopfschmerzen kennen Sie?

- **Migräne**, ohne und mit Aura (Frauen häufiger betroffen);
- Spannungskopfschmerz;
- **Cluster-Kopfschmerz** (heftige, anhaltende Schmerzen in den Augenhöhlen und im Gesicht, treten im Verlauf von mehreren Wochen mehrmals täglich und für jeweils kurze Zeit auf – Männer häufiger betroffen);
- organisch bedingte Kopfschmerzen:
  - Wassermangel im Körper;

- **Infektionskrankheiten** (**Enzephalitis, Meningitis**, aber auch die vielen anderen mit „Grippesymptomatik" meist in den Prodromi: Masern, Mumps, Röteln);
- Allgemeinerkrankungen: **Hypertonie, Hypotonie, Arteriosklerose, Anämie**;
- gestörte Entgiftung: **Leberzirrhose, Niereninsuffizienz**, Verstopfung;
- **medikamentös o. toxisch** bedingt (z.B. Analgetika-Kopfschmerz, durch Methanol, Kohlenmonoxid u.a.);
- **intrakranielle Raumforderung**, z.B. bei **Hirntumoren**, intrakraniellem Hämatom: Sub-, Epiduralblutung; Liquorzirkulationsstörungen (z.B. bei Liquorunterdrucksyndrom, Hydrozephalus);
- **Apoplexie**;
- Subarachnoidalblutung;
- **Schädelhirntrauma**;
- Wirbelsäulenaffektionen;
- Gesichtsneuralgie (z.B. **Trigeminusneuralgie, Herpes zoster**);
- Arteriitis temporalis;
- **Augenerkrankungen** (z.B. Glaukom, Ametropie);
- Hals-Nasen-Ohren-Erkr. (z.B. **Sinusitis, Otitis**, Stenosekopfschmerz);
- Zahnschmerzen, die ausstrahlen;
- Sonnenstich;
- **psychisch** (Depression, Stress …).

Anmerkung:

Bitte ergänzen Sie die Auflistung selbst. Die Frage nach Kopfschmerzen wäre eine klassische Einleitung zu fortführenden Fragen nach Meningitis oder Bluthochdruck oder vielen anderen der möglichen Ursachen.

23.6 Was kann Schluckbeschwerden verursachen?

- Bei Kindern sind die häufigsten Ursachen verschluckte **Fremdkörper** oder eine **Angina tonsillaris** (meist Streptokokkenangina, Scharlach).
- Bei Erwachsenen muss auch immer an ein **Kehlkopf-, Speiseröhren-** und evtl. **Schilddrüsenkarzinom** gedacht werden.
- Weitere Ursachen sind akute Mandel- oder Rachenentzündungen, Erkrankungen der Speiseröhre wie **Ösophagitis, -divertikel oder -achalasie**. Weiterhin gibt es neurologische, muskuläre oder psychische Erkrankungen (z.B. Globusgefühl bei Angststörungen), die Schluckbeschwerden verursachen können. Unter Umständen könnte auch ein (Aorten-)Aneurysma auf die Speiseröhre drücken.

23.7 Jedes Alter hat seine Krankheiten und Todesursachen. Was ist die häufigste Todesursache bei 20–Jährigen?

- Unfälle und Suizide.

23.8 A Haben Sie eine Idee zu diesem Bild?

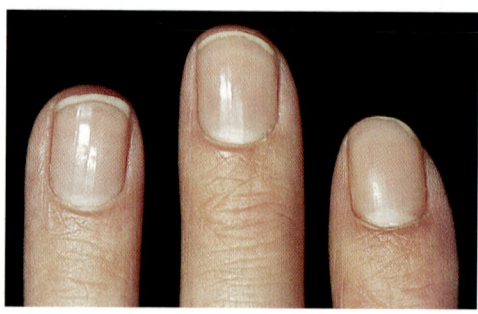

Abb. 23–1
Aus: Bork, Bräuninger.
Hautkrankheiten in der
Praxis. 3. Aufl.

- Auf den ersten Blick sieht es mir nach drei gesunden Fingern aus. Auffällig ist vielleicht der Glanz der Fingernägel, der natürlich von einer Lackierung rühren könnte.
- Es könnte sich aber auch um blank polierte Fingernägel handeln, wie sie bei Juckreiz durch das häufige Reiben und Kratzen auftreten können.

B Wodurch kann es zu Juckreiz kommen?

- Die Ursachen für Juckreiz sind mannigfaltig. In mindestens 50 % der Fälle lassen sich keine auslösenden Faktoren nachweisen.
- Juckreiz findet sich
  - bei Hauterkrankungen wie dem atopischen Ekzem/Neurodermitis;
  - evtl. bei Psoriasis;
  - in der Heilungsphase von Wunden oder Sonnenbrand;
  - bei Austrocknung der Haut, z.B. durch zu häufiges Waschen/Baden ohne entsprechende Rückfettung oder im Alter als Pruritus senilis;
  - bei Infektionskrankheiten (beachte IfSG!): Windpocken(-exanthem), (Virus-) Hepatitis, Krätze (durch Milben) u.a. Epizoonosen (z.B. Milben, Läuse, Flöhe, Wanzen, Zecken), Madenwurmbefall (Juckreiz am Anus), Dermatomykosen (Pilzerkrankungen);
  - bei Allergien, insbesondere der Urtikaria;
  - bei Histaminausschüttung anderer Genese, z.B. bei Insektenstich;
  - bei Erkrankungen innerer Organe (evtl. ohne sichtbare Hautveränderungen):
    - – wenn sich direktes (durch die Leber konjugiertes) Bilirubin im Blut anreichert, z.B. bei Verschluss der Gallengänge, Leberzirrhose u.a.,
    - – Niereninsuffizienz, Urämie;
  - bei Leukämie, Lymphomen (z.B. M. Hodgkin) und anderen bösartigen Tumoren;
  - bei Diabetes mellitus;
  - neurogen: Neuropathien (Parästhesien, M. Parkinson); psychogen.

- **Diagnostische Hinweise** können geben: Lokalisation, Hautveränderungen, zeitliches Auftreten (Tageszeiten, nach Nahrungs-/Medikamenteneinnahme), Stoffwechselerkrankungen, weitere Beschwerden.
- Durch das zwanghafte Kratzen kommt es natürlich zu Kratzspuren mit all ihren Folgen (Infektion, Narbenbildung).

23.9 Was wissen Sie über Ödeme und wie können Sie sie unterscheiden?

- Ödeme sind **Flüssigkeitsansammlungen im Gewebe**, meist aufgrund gestörten Lymphabflusses oder gestörter Rückresorption in das Gefäßsystem.
- Es können schon mehrere Liter an Ödemflüssigkeit ausgetreten sein, bevor sie augenscheinlich werden; das heißt ein erstes Merkmal könnte eine **Gewichtszunahme** bei unveränderter Ernährung sein.
- Häufig entstehen Ödeme durch **Herzinsuffizienz, Niereninsuffizienz, lymphatisch oder venös bedingt**, aber auch durch eine Verminderung der Bluteiweiße z.B. im Zuge einer **Lebererkrankung**, v.a. -zirrhose.
- Außerdem gibt es das **Angioödem**, das häufiger histaminvermittelt, z.B. als Quincke-Ödem (● Abb. 22-1), auftritt, sehr selten auch durch eine Erbkrankheit. Ferner können Ödeme auch durch Medikamente (z.B. Kortison, Calziumantagonisten oder Antidepressiva) begünstigt werden.
- Natürlich gibt es auch das **Lungenödem**, das meist durch Linksherzinsuffizienz als Folge der pulmonalen Hypertonie entsteht, ferner durch Lungenentzündung oder als Folge eines Schocks entsteht; das **Hirnödem** aufgrund pathologischer Prozesse im ZNS (z.B. Entzündungen, Tumore, Intoxikation) und das **lokale Ödem** im Zuge eines entzündlichen Geschehens.
- Ferner gibt es auch das Myxödem und das Lipödem, wobei es sich weniger um Flüssigkeit handelt. Hier wäre die **Eindrückbarkeit wegweisend**. Bei einem Ödem durch Flüssigkeit entstehen **charakteristische Dellen**, bei einem Myxödem (durch Glykosaminoglykane) oder einem Lipödem (durch Fett) entstehen keine Dellen.

- Ein wichtiges Unterscheidungskriterium ist die Lokalisation Sind die Ödeme einseitig, beidseitig oder generalisiert?
- Aufgrund der Schwerkraft, bzw. des hydrostatischen Drucks, sind oft die Beine betroffen. Beidseitige Ödeme der Beine treten bei **Rechtsherzinsuffizienz**, typischerweise anfangs als **abendliche Knöchelödeme**, auf. Das Ödem erstreckt sich vor allem vom Fußrücken über die Knöchel und Unterschenkel, die Zehen sind nicht betroffen. Zusätzlich sind weitere Symptome der Rechtsherzinsuffizienz wie gestaute Venen (auch „obere Einflussstauungen") zu erwarten.
- Das Lymphödem könnte auch beidseitig auftreten, wenn es sich um die seltenere primäre Form handelt, bei der die Lymphgefäße nicht richtig angelegt sind.
- **Eiweißmangel** würde eher generalisiert zu Ödemen führen, aber natürlich auch an den Beinen. Dazu könnte es im Zuge einer **Leberzirrhose** durch gestörte Bildung der Bluteiweiße kommen oder bei **Eiweißverlusten über die Niere**. Dabei würde ich weitere Symptome der Leberzirrhose (● 12.3 C) wie Leberhautzeichen oder der Niereninsuffizienz wie morgendliche Ödeme um die Augen erwarten.
- **Einseitige Ödeme** könnten typischerweise durch Störung des Lymphabflusses bei der **sekundären Form des Lymphödems** auftreten. Sei es durch **Vernarbung der Lymphgefäße** als Folge einer Lymphangitis oder Bestrahlung, sei es durch **Druck durch Tumore** oder als Folge einer **Operation**, insbesondere wenn **Lymphknoten entfernt** wurden.
- Das sekundäre Lymphödem findet sich eher bei Patienten ab dem 40. Lebensjahr, während das primäre (s.o.) den Beginn der Symptomatik am häufigsten um das 17. Lebensjahr zeigt.
- Eine weitere Form einseitiger Ödeme ist venös bedingt, wovon die gefährlichste Variante durch eine tiefe Beinvenenthrombose entsteht, welche unter Umständen zu einer Lungenembolie führen könnte. Aber auch als Folge einer chronisch venösen Insuffizienz treten einseitige Ödeme auf.

23.10 Nehmen wir an, Sie führen in Ihrer Praxis einen Rumpel-Leede-Test durch, der positiv ausfällt. Welche Ursachen ziehen Sie in Betracht?

- Bei einem positiven Rumpel-Leede-Test ist es zu petechialen Blutungen unterhalb der Blutdruckmanschette gekommen (die für 5 Minuten 10 mmHg über dem diastolischen Wert aufgepumpt war).
- Das ist ein Hinweis auf hämorrhagische Diathese, sprich Blutungsneigung.
- Diese könnte hervorgerufen sein durch:
  - **blutverdünnende Medikamente** wie Marcumar®, Heparin oder ASS;
  - einen **Mangel an Thrombozyten**, z.B. im Zuge einer Leukämie, einem Vitamin-B12- oder Folsäuremangel;
  - einen **Mangel an Gerinnungsfaktoren**, z.B. bei Leberinsuffizienz oder auch bei **Hämophilie**. Weil einige Gerinnungsfaktoren Vitamin-K assoziiert sind, Vitamin K aber fettlöslich ist, unter Umständen auch bei einer **Fettverdauungsstörung**, z.B. durch Gallen- oder Darmerkrankungen.
- Auch Infektionskrankheiten, insbesondere die virusbedingten hämorrhagischen Fieber (wie Gelb- oder Denguefieber), sind durch Blutungsneigung gekennzeichnet.
- Außerdem kann es zu petechialen Blutungen durch „undichte" **Blutgefäße** kommen, z.B. im höheren Alter oder durch Vaskulitiden.
- auch DD Milzschwellung
- auch DD Husten 8.1
- Gefahren bei Naturheilkundlichen Therapien Kap. 24

24 Naturheilkunde

24.1 Welche naturheilkundlichen Verfahren kennen Sie?

- Typische naturheilkundliche Verfahren sind **Homöopathie**, Heilpflanzenkunde **(Phytotherapie)**, **Ab- und Ausleitungsverfahren** wie Schröpfen, Aderlass, Baunscheidtieren, Cantharidenpflaster oder Blutegeltherapie; **Traditionelle Chinesische Medizin** (Ernährung, Akupunktur, Moxa, Qigong, etc.); Angewandte Kinesiologie; Bachblüten-Therapie, Biochemie nach Schüssler und Reflexzonentherapie.
- Auch die Neuraltherapie zählt zu den Verfahren, die ein Heilpraktiker anwenden darf.

Letztere würde ich allerdings nicht unbedingt als „naturheilkundlich" ansehen. Daraufhin könnte der Prüfer anmerken, dass es auch keine schulmedizinische Therapie ist.

24.2 Was wissen Sie über Neuraltherapie?

- Bei der Neuraltherapie (nach Ferdinand Huneke) geht man davon aus, dass chronische Beschwerden durch fernliegende **Störfelder**, z.B. Narben, verursacht werden. Diese werden durch die Injektion von Lokalanästhetika (z.B. 0,5 %iges Procain oder Lidocain) ausgeschaltet, wodurch es im Idealfall zum **„Sekundenphänomen"** kommt, einer unmittelbarer Besserung der Beschwerden.
- Der Heilpraktiker darf heutzutage die Lokalanästhetika nur noch subkutan spritzen.

24.3 Was sind die Grundzüge der Homöopathie?

- Die wichtigste Grundannahme ist das von Samuel Hahnemann formulierte **Ähnlichkeitsprinzip:** „Ähnliches soll durch Ähnliches geheilt werden" (similia similibus curentur).
- Die Medikamente werden **potenziert,** d.h. wiederholt verschüttelt (z.B. mit Wasser oder Ethanol) oder verrührt (z.B. mit Milchzucker), meist im Verhältnis 1:10 (D-Potenzen) oder im Verhältnis 1:100 (C-Potenzen).
- Die **Arzneimittelprüfung** erfolgt **am gesunden Menschen.**

24.4 Welche Wirkstoffe von Pflanzen kennen Sie?

- **Ätherische Öle** wirken oft entzündungshemmend, erleichtern Abhusten (wie Eukalyptus oder Menthol), harntreibend, wirken stärkend und krampflösend auf Magen, Darm, Galle (wie Anis, Kümmel, Fenchel) oder wirken bei Entzündungen im Mundraum durch die Öle aus Salbei und Kamille.
- **Alkaloide** sind oft sehr giftig, z.B. Colchicin oderAtropa Belladonna, womit ich höchstens homöopathisch umgehen darf.
- **Bitterstoffe** (Amara) wirken anregend auf Speichel- und Magensaftproduktion und fördern Appetit und Verdauung, wie Löwenzahn, Enzian, Wermut, Hopfen, Schafgarbe, Olivenblätter.
- Einige **Cumarine** haben gerinnungshemmende Eigenschaften (wie Marcumar®), z.T. wirken sie gegen Insektenbefall.
- **Flavonoide** sind die Farbstoffe der Pflanzen und wirken unter anderem gefäßabdichtend und beugen Ödemen vor. Daher werden einige als Venenmittel eingesetzt. Außerdem gibt es Flavonoide, die sich günstig auf bestimmten Herz-/Kreislauf-Erkrankungen auswirken, da sie positiv inotrop und teilweise antihypertensiv wirken. Größere Mengen sind z.B. in Arnika-, Holunder- und Ringelblumenblüten, Birken- und Ginkoblättern, Buchweizen-, Goldruten- und Passionsblumenkraut.
- **Gerbstoffe** wirken zusammenziehend (adstringierend), entzündungshemmend, antibakteriell und antiviral. Sie werden z.B. als Gurgelmittel

bei Angina, Mundspülung bei Zahnfleischentzündung, für Umschläge zur Wundbehandlung, für Teilbäder bei Entzündungen, Frostbeulen oder Hämorrhoiden eingesetzt. (Reich an Gerbstoffen sind z.B. Hamamelis- oder Walnussblätter, Eichenrinde, Heidelbeeren, Ratanhia- oder Blutwurzel.)

- **Glykoside** (haben eine Zuckerverbindung) besitzen sehr vielfältige Wirkungen: Digitalis-glykoside wirken z.B. herzkraftsteigernd, Anthrachinonglykoside der Sennesblätter wirken abführend; Flavonglykoside des Ginko wirken durchblutungsfördernd; Triterpenglykoside der Cimicifuga wirken hormonähnlich.

- **Saponine** (mit seifenähnlichen Merkmalen) setzen Oberflächenspannung von Wasser herab, wirken emulgierend, können daher u.a. helfen, schlechter lösliche Wirkstoffe aufzunehmen. Sie selbst hemmen das Wachstum von Mikroorganismen, v.a. von Pilzen, wirken lokal gewebereizend und auswurffördernd. Saponine von Süßholz wirken entzündungshemmend, wirken Magengeschwüren entgegen; Aescin der Rosskastanie wirkt gegen Ödeme.

- Die wasserlöslichen Schleimstoffe bilden meist lokal einen Schutzfilm, wirken reizmildernd und entzündungshemmend. Wasserunlösliche gelangen unverdaut in den Darm, bilden Gele und wirken über Volumenzunahme des Darminhalts stuhlregulierend.

Teil II

25 Originale Prüfungsfragen

Es folgen einige originale Prüfungsprotokolle von mündlichen Prüfungen. Die Protokolle 1 bis 4 sind genau so wiedergegeben, wie die Schüler sie nachträglich gemäß ihrer Erinnerung aufgeschrieben haben, inklusive ihrer Antworten. Auf diese Weise wird deutlich,

- dass man auch mal auf dem Schlauch stehen kann,
- dass man mit dem Prüfer auch über die direkte Beantwortung seiner Fragen hinaus kommunizieren kann,
- dass man nicht alles wissen muss.

Die Kommentare finden Sie in den blau hinterlegten Kästen.

25.1 Protokoll mündliche Prüfung Martina

Dauer: ca. 45 Minuten

Kurze Vorstellung und schon ging es mit den Fragen der Amtsärztin los:

25.1.1 A Eine Buchseite mit 4 Bildern. Beschreiben Sie bitte, was Sie hier sehen und geben Sie anschließend eine Verdachtsdiagnose ab.

- Bild 1 + 2: Sehr dunkle Hautveränderungen, erhaben und asymmetrisch geformt.
- Bild 3: Hautveränderung mit unterschiedlichen Brauntönen, also unterschiedlichen Farbnuancen, völlig asymmetrisch.
- Bild 4: Geschwürig-entzündliche, stark erhabene, innen fast schwarze Hautveränderung mit entzündlicher Rötung außen herum.
  - 🔵 19.3 A
- Hab gesagt, dass ich zur Größe bzw. zum Durchmesser keine Angaben machen kann, da man (bis auf Bild 4) nie das ganze Körperglied sieht.
- Meine Verdachtsdiagnose:
  - Bild 1 + 2: malignes Melanom;

- Bild 3: Hautkrebs, evtl. Basaliom (war jedenfalls nicht an Schleim-haut bzw. an Schleimhaut-Übergang);
- Bild 4: könnte auch Hautkrebs sein, könnte aber auch was anderes sein, z.B. ein Karbunkel oder ein arterielles Ulcus cruris; es war jedenfalls auf Höhe der Strumpfdruckstelle. Ich sagte, dass sich na-türlich auch ein Hautkrebs geschwürig verändern kann.

B Was sind die Diagnosekriterien bei Hautkrebs?

- 🔵 19.3 A
- Die ABCDE-Regel: A-Asymmetrie, B-Begrenzung, C-Colorit, D-Durch-messer, E-Erhabenheit.

25.1.2 Auf was achten Sie sonst noch bei der Inspektion?

- Auf helle Haut und viele Leberflecken.

Sie wollte aber Allgemeines zur Inspektion wissen, nicht nur in Bezug auf Hautkrebs. Also zählte ich weiter auf:

- Gelbfärbung von Haut, Skleren und Schleimhäuten, also Ikterus;
- Leberhautzeichen: Palmarerythem, Weißnägel, Bauchglatze, Gynäko-mastie etc.;
- Zyanose z.B. bei Lungenerkrankungen, Cor pulmonale und Rechtsherz-insuffizienz (RHI);
- Mitralgesicht bei Mitralklappenstenose;
- Teleangiektasien z.B. bei Morbus Osler, Leberzirrhose;
- Rötung z.B. bei Hypertonie, Hyperthyreose;
- kaltschweißige Haut bei Schock;
- trockene Haut;
- Hautausschläge z.B. bei Psoriasis, Neurodermitis;
- Kratzspuren z.B. bei Parasitenbefall wie Krätze, durch Juckreiz bei Hepa-titis, Diabetes mellitus, Cholestase, chronisch lymphatischer Leukämie (CLL), M. Hodgkin;
- Hämatome, Petechien;
- Hyperpigmentierung wie bei M. Addison;

- Blässe bei Anämie, wie auch Mundwinkelrhagade, Lacklippen;
- Herpesbläschen z.B. an Lippen;
- Pilzbefall evtl. mit weißlichen Belägen;
- Nagelanomalien.

● 3.3

Amtsärztin: Gut, das reicht.

25.1.3 Ein Patient kommt zum ersten Mal in Ihre Praxis. Wie gehen Sie bei der Anamnese vor?

- Guten ersten Eindruck verschaffen, z.B. Sprache, Motorik, Händedruck;
- Daten aufnehmen in Karteikarte;
- Hauptbeschwerden erfragen und sie charakterisieren lassen (mit W-Fragen);
- Nebenbeschwerden erfragen und charakterisieren lassen;
- nach Vorerkrankungen, bisherigen Befunden u. Therapien, OPs, bekannten Allergien, Impfungen, durchgemachten Kinderkrankheiten u. Infektionskrankheiten fragen;
- Familienanamnese;
- vegetative Anamnese, z.B. Stuhl/Wasserlassen, Appetit/Durst, Gewicht, ganz wichtig nach Gewichtsschwankungen, Abnahme oder Zunahme fragen, Temperatur, Leistungsabfall, Schwitzen, Schlafstörungen etc.;
- Medikamentenanamnese;
- Ernährungs- + Trinkgewohnheiten und Genussmittelanamnese;
- Berufs- und Freizeitanamnese;
- besonders bei psychischen Themen Sozialanamnese;
- gynäkologische Anamnese bei Frauen: Menstruation regelmäßig, starke/schwache Blutung, Schmerzen;
- bei Männern: Potenzstörungen, Harnentleerungsstörungen etc.;
- evtl. nach Auslandsreisen fragen.

● 3.1

25.1.4 Wie führen Sie eine Blutentnahme durch?

- Kläre Patient auf, was ich vorhabe und hole mir ausdrücklich sein Einverständnis ein.
- Bitte ihn, beengende Kleidung zu entfernen und sich dann auf die Liege zu legen. Währenddessen richte ich alles, was ich brauche, zusammen. Auf einer Nierenschale richte ich mir Desinfektionsmittel, Staubinde, großlumige Kanüle, Spritze, sterile Tupfer und Pflaster. Evtl. lege ich dem Patienten noch eine Armstütze und eine abwischbare Unterlage unter.
- Ich desinfiziere meine Hände unter Beachtung der Einwirkzeit, dann desinfiziere ich die Einstichstelle. Sollte ich erst noch eine geeignete Vene palpieren müssen, muss ich natürlich erneut desinfizieren.
- Dann reiße ich die Verpackung der Kanüle auf, belasse diese aber noch in der Verpackung und stecke die Spritze auf die Kanüle, ohne diese am Metall zu berühren, Schliff der Kanüle und Skala auf einer Linie.
- Ich lege die Staubinde an, ziehe zu und lege die Kanüle mit Schliff nach oben im 30-Grad-Winkel an und durchsteche die Vene. Danach bringe ich die Kanüle wieder in eine zur Vene parallele Position und nehme die erforderliche Menge Blut ab.
- Ich löse dann die Staubinde, nehme einen sterilen Tupfer zur Hand und halte ihn über die Einstichstelle. Sobald ich die Kanüle herausziehe, drücke ich den Tupfer fest auf die Einstichstelle, bitte dann den Patienten weiter zu drücken, damit ich sofort die Kanüle im Abwurfbehälter entsorgen und das Blut versorgen kann.
- Nach 2–3 Minuten bekommt der Patient ein Pflaster.

Anm.: Nach dem Desinfizieren Handschuhe zum Eigenschutz!

25.1.5 Was sind die Gefahren beim Spritzen?

- Ich kann bei Nichtbeherrschen der Technik dem Patienten unnötige Schmerzen zufügen.
- Es kann zur Hämatombildung kommen.
- Ich kann ein falsches Gewebe, z.B. eine Arterie oder Nerven, treffen.
- Es könnte zum sog. Spritzenkollaps kommen, sprich der Patient wird ohnmächtig.

- Bei unhygienischem Arbeiten besteht die Gefahr der Erregerübertragung, sowohl für den Patienten als auch für mich ist das gefährlich.
- Bei Injektionen: falsches Mittel, falsche Dosierung, abgelaufenes MHD etc.
- ● 9.7 C

Amtsärztin: Gut, das reicht.

25.1.6 A Sagt Ihnen KHK etwas?

- Ja, die Koronaren Herzkrankheiten.
- ● 6.2 A

B Ja richtig. Was wissen Sie darüber?

- Mögliche Erscheinungsbilder sind ein Angina-pectoris-Anfall, Herzinfarkt, stummer Herzinfarkt besonders bei älteren Menschen und Diabetikern, plötzlicher Herztod, Herzrhythmusstörungen und Herzinsuffizienz.
- Risikofaktoren sind: Hypercholesterinämie/Hyperlipidämie, Diabetes mellitus, Adipositas, Rauchen, Gicht, Bewegungsmangel, männliches Geschlecht, Alter (ab 45 LJ) und die genetische Disposition.

C Erzählen Sie uns etwas über den Herzinfarkt!

- Beim Herzinfarkt kommt es zur Minderversorgung und damit zum Absterben von Herzmuskelzellen meist durch einen Thrombus oder Embolus auf dem Boden von arteriosklerotisch veränderten Koronararterien, selten durch Gefäßspasmus.

D Wenn bei Ihnen in der Praxis ein Patient einen Herzinfarkt bekommt, wie gehen Sie vor?

- Ich beruhige den Patienten, da jede Aufregung die Situation verschlimmern würde, dann lagere ich ihn sicher mit erhöhtem Oberkörper und verständige sofort den Notarzt, denn Zeit ist der wichtigste Faktor.

- Beengende Kleidung wird entfernt, die Vitalzeichen kontrolliere ich engmaschig, und ich lege einen venösen Zugang.
- Falls der Patient einen Nitrospray mit sich führt und der systolische Blutdruck nicht unter 120 mmHg liegt, führe ich eine assistierte Selbstmedikation durch. Nitrospray hilft zwar nicht bei Herzinfarkt, aber das Herz wird trotzdem etwas entlastet.

● 6.2 B

E Was dürfen Sie bei Herzinfarkt auf keinen Fall machen?

- Keine i. m.-Injektion, diese würde die Enzymdiagnostik verfälschen und bei der Lyse im Krankenhaus zum Problem werden.
- Ansonsten keine Medikamente oral verabreichen.

25.1.7 Was sind weitere Gefahren bei der i. m.-Injektion?

Außer der Lyse und der Enzymdiagnostik ist mir einfach nichts eingefallen, ich stand total auf dem Schlauch. Nach reichlichem Überlegen sagte ich schließlich: „Es tut mir leid, aber im Moment fällt mir leider nichts mehr dazu ein."

● 9.7

25.1.8 Nun gut. Welche Ursachen für Hämaturie kennen Sie?

- Pseudohämaturie durch bestimmte Nahrungsmittel wie Rote Bete.
- Glomerulonephritis, Pyelonephritis, Nierensteine, Zystitis, HWI, Nierenzellkarzinom, Zystenniere, Nieren-Tbc, Endometriose, mechanische Belastung, also Marschhämaturie, und natürlich die Hämorrhagische Diathese.

● 13.2

Ja, und da schoss es aus mir heraus. Genau das war es, was bei den Gefahren beim i. m.-Spritzen gefehlt hat. Und ich vervollständigte diese Antwort noch:

- Erhöhte Blutungsneigung, Einnahme von Antikoagulanzien z.B. Marcumar® etc.
- 🔵 9.7

„Ja genau", meinte die Amtsärztin, und sie freute sich richtig. Ich glaube, das wäre echt ein dicker Patzer gewesen, wenn mir das nicht mehr eingefallen wäre.

25.1.9 A Weiter ging es mit Durchfall, sie wollte wissen was es für Ursachen gibt.

- Mikrobiell bedingte Lebensmittelvergiftung z.B. durch Salmonellen,
- akut infektiöse Gastroenteritis z.B. *Shigellen*,
- Enteritis durch *EHEC*, Cholera, Shigellen-Ruhr, Amöbenruhr, Typhus, Paratyphus,
- paradoxe Diarrhoe bei Kolon-/Rektumkarzinom (den Begriff paradoxe Diarrhoe wollte sie genauer erklärt bekommen),
- bei Divertikulitis, bei chronisch entzündlichen Darmerkrankungen wie M. Crohn und Colitis Ulzerosa,
  - 🔵 11.1
- bei Hyperthyreose,
  - 🔵 14.1
- durch Medikamente wie Diuretika, Digitalis und Laxanzien,
- bei Vergiftungen z.B. durch Pilze und Schwermetalle,
- bei AIDS der fließende Übergang vom Stadium Lymphadenopathie zum Vollbild AIDS,
- chronische Gastritis, bei Pankreatitis/Pankreasinsuffizienz oder bei Gallensäuremangel, wobei es zu den typischen Massenstühlen kommt, zu Fett- und/oder Eiweißstühlen,
- bei Nahrungsmittelallergien.

B Okay, kennen Sie auch noch Viren, die Durchfall verursachen?

- Ja, die hab ich ganz vergessen. Das wären z.B. Rota-, Noro-, Adeno-, Influenzaviren.

C Wie behandeln Sie?

- Da muss ich vorsichtig sein, bei vielen Erregern habe ich Behandlungs-verbot, deshalb schicke ich den Patienten erst mal zur Abklärung zum Arzt.

D Was macht dieser dann?

- Stuhluntersuchung veranlassen z.B. auf Chymotrypsin,
- Blutuntersuchung z.B. auf Antikörper, erhöhte Pankreasenzyme (Lipase, Alpha-Amylase), Bilirubinwerte erhöht bei z.B. Cholestase.

E Okay. Wenn Sie behandeln dürfen, mit welchen pflanzlichen Mitteln behandeln Sie Durchfall?

Hier habe ich ganz klar gesagt, dass Phytotherapie überhaupt nicht mein Ding ist, also nicht meine Richtung.
● Kap. 24
Sie fragte dann nur, was ich denn bei meinen drei Kindern gemacht habe, wenn die Durchfall hatten.

- Da gab es Zwieback und Kamillentee oder gar nichts zum Essen, sondern nur zu Trinken und evtl. noch eine Wärmflasche auf den Bauch.

25.1.10 Was verursacht Tachykardie und ab wann spricht man von Tachykardie?

- Ab über 100 Schläge/Minute spricht man von Tachykardie.
- Ursachen für Tachykardie sind:

- vor allem kompensatorisch bei Sauerstoffmangel i. d. Peripherie, z.B. bei Anämie,
- bei körperlicher Belastung,
- bei Aufregung/psych. Stress,
- bei KHK,
- bei Myokarditis,
- bei Hyperthyreose, Phäochromozytom, Conn-Syndrom,
- durch Medikamente, z.B. Digitalisüberdosierung.

Amtsärztin: Gut, ich bin fertig und übergebe an Herrn HP/Beisitzer.

Anmerkung:

Das Conn-Syndrom (Hyperaldosteronismus) würde ich nicht unbedingt als Ursache für Tachykardie aufzählen. Es ist vor allem geprägt durch Hypertonie (zu viel Natrium und damit Wasser) und Herzrhythmusstörungen (durch Hypokaliämie), dabei aber eher Herzstolpern und Abschwächung.

25.1.11 A Was wissen Sie über Hypertonie?

- Man unterscheidet primäre/essenzielle und sekundäre Hypertonie, ca. 90 % primäre Hypertonie und ca. 10 % sekundäre Hypertonie.
- Die Ursache für primäre Hypertonie ist unklar, aber es gibt einige begünstigende Faktoren: Hypercholesterinämie, Diabetes mellitus, Rauchen, Stress, Übergewicht, Ernährung, Bewegungsmangel.

Da unterbrach er mich und meinte, er wollte keine begünstigenden Faktoren hören, sondern Ursachen. Ich war verwirrt und meinte, dass ich zuerst mit der sekundären Hypertonie weitermache. Also zählte ich weiter auf:

- 8 % renale Hypertonie mit meist auffällig hohen diastolischen Werten z.B. bei Schädigung des Nierenparenchyms,
- kardiovaskuläre Form z.B. durch ~~Koronarsklerose~~ und die endokrine Form z.B. beim Conn-Syndrom, Schilddrüsenüberfunktion.

Anmerkung

Bei der kardiovaskulären Form hätte sie statt Koronarsklerose Arteriosklerose sagen sollen.

Nun hatte ich ein wenig Zeit zum Nachdenken und meinte zu Herrn HP/ Beisitzer: „Ich habe Ihnen doch gesagt, für die primäre Hypertonie gibt es keine klare Ursache, also verstehe ich jetzt nicht, was Sie für Ursachen hören wollen."

● 7.1

B Gibt es vielleicht physiologische Ursachen?

„Ja schon", sagte ich, „aber das ist für mich keine manifeste Hypertonie. Natürlich geht der Blutdruck kurzfristig mal hoch bei Aufregung, Stress und körperlicher Belastung."

HP/Beisitzer: „Nun gut, lassen wir das. Ich bin nun auch fertig."

Ich wurde raus ins Nebenzimmer begleitet. Als ich mich gerade hingesetzt hatte, wurde ich schon wieder hereingebeten. Die Amtsärztin gratulierte mir gleich zur bestandenen Prüfung, und ich bin vor Freude an die Decke gegangen – die beiden Prüfer fanden es jedenfalls ziemlich amüsant.

Während der Prüfung hatte ich überhaupt nicht das Gefühl, dass ich viel gefragt wurde, ich dachte dauernd, wann kommt denn jetzt der große, schwere Brocken? Und ich war ganz erstaunt, als sie meinten, sie seien jetzt fertig. Erst beim Protokoll schreiben ist mir aufgefallen, dass ich doch Einiges gefragt wurde. Aber während der Prüfung verging die Zeit wie im Flug.

Besonders die Amtsärztin ist eine klasse Prüferin, die mit großer Klarheit und Fairness durch die Prüfung führt. Und auch, dass ich nichts von Pflanzenheilkunde wissen wollte, hat sie respektiert. Letztlich braucht man, glaube ich, auch eine Portion Glück.

In diesem Sinne wünsche ich euch allen auch eine gute Portion Glück. Der Tag kommt, an dem das Büffeln endlich ein Ende hat und man das Leben wieder richtig genießen kann. Allerdings braucht es ein paar Tage, bis man es kapiert hat und der Kopf nicht mehr rattert.

Vielen Dank auch an dich, Christopher, dass du mir diesen wirklich auch individuellen Weg ermöglicht hast.

25.2 Protokoll mündliche Prüfung Sabine

Dauer: ca. 35 Minuten

Ich war schon ziemlich früh da, sodass die Anwärterin vor mir auch noch gewartet hat. Ihr Termin war eigentlich um 9:45 Uhr, aber der erste Prüfling kam erst um 10:10 Uhr sehr niedergeschlagen raus. Die Kandidatin vor mir wurde wie ich auch nur 35 Minuten geprüft, sodass ich im Nachhinein wirklich glaube, die erste Prüfung ist so lange gegangen, weil sie vermutlich alles versucht haben, dass die Dame es schafft!

Nach Aufnahme der Personalien ging es los mit einem Sagittalschnitt von Frank H. Netter (im Atlas Tafel 348 Bauchwand und Eingeweide).

Amtsarzt: „Benennen Sie mir bitte die abgebildeten Strukturen." Es waren Striche zu den einzelnen Strukturen gezogen.

● Kap. 26

Ich: „Leber, Magen, Colon transversum, Dünndarm, Blase, Rektum, Duodenum, Pankreas."

Amtsarzt: „Wissen Sie auch, was das hier sein könnte?"

Ich: „Das Gekröse? Die Aufhängung vom Darm?"

Amtsarzt: „Ja, das ist das Mesocolon transversum. Das ging ja jetzt schon mal recht flott. Was sehen Sie denn auf diesem Bild, Sie können ruhig erst mal beschreiben."

25.2.1 Auge mit Gerstenkorn

Ich: „Ich sehe am Oberlid nahe den Wimpern ein Knötchen mit Entzündungszeichen. Vermutlich handelt es sich um ein Gerstenkorn, ein Hordeolum. Entsteht häufig durch *Streptokokken* oder *Staphylokokken*."

Amtsarzt: „Wie würden Sie behandeln?"

Ich: „Da es sich um eine bakterielle Infektion handelt und evtl. Antibiotika notwendig sind, würde ich den Patienten an den Arzt verweisen."

Amtsarzt (nachahmend): „Jaaa, das ist ganz frisch, gestern erst ein bisschen gejuckt und seit heute Morgen so …"

Ich: „Da ich mit der klassischen Homöopathie arbeite, würde ich dem Patienten Staphysagria geben."

Amtsarzt: „Was würden Sie dem Patienten noch raten?"

Ich: „Dass er nicht daran rummacht und die Augen reibt, damit sich die Bakterien nicht ausbreiten. Wenn es nicht besser wird, muss er zum Arzt gehen, damit er eine Antibiotikasalbe bekommt."

● 18.1

Amtsarzt: „Was für Komplikationen gibt es?"

● 18.1 C

Ich: „Die Bakterien könnten eine Konjunktivitis auslösen."

Amtsarzt: „Was noch?"

Ich glaube nicht, dass wir darüber gesprochen haben, sonst ist das an mir vorbeigegangen. Hatte mich seit der schriftlichen Prüfung nicht mehr mit dem Gerstenkorn beschäftigt.

Amtsarzt: „Ist das eher eine harmlose Erkrankung oder was Schlimmes?"

Ich: „Eher was Harmloses, im Normalfall heilt das nach einer Woche von alleine wieder ab. Schlimmer ist das Hagelkorn, das muss häufig operativ entfernt werden. Die Bakterien könnten auch den Sehnerv, den N.- opticus befallen."

Amtsarzt: „Falsch geraten. Die Entzündung könnte auf die Orbita übergreifen."

Amtsarzt: „Was sind denn die allgemeinen Entzündungszeichen?"

Ich: „Schwellung, Schmerz, Wärme, Rötung und Funktionseinschränkung."

25.2.2 Welche Aufgaben hat die Milz?

Ich: „Sie ist der größte Lymphknoten im Körper, Speicher von Makrophagen und Lymphozyten, Produktionsstelle von Lymphozyten."

● 10.2 B

Amtsarzt: „Zu welcher Zellart gehören denn die Lymphozyten?"

Ich: „Zu den Leukozyten."

● 10.1

Amtsarzt: „Und wo werden diese gebildet?"

Ich: „Ja im Knochenmark?"

Amtsarzt: „In der Milz findet nur die Reifung und Prägung statt."

Das ist mir neu.

Amtsarzt: „Was macht die Milz noch?"

● 10.2 B

Ich: „Sie phagozytiert überalterte Erythrozyten."

Keine Ahnung, was ich sonst noch erzählt habe.

Amtsarzt: „Kann man ohne Milz leben?"

Ich: „Ja, aber man hat zunächst ein abgeschwächtes Immunsystem und eine Polyglobulie, bis Leber und Knochenmark die Aufgaben der Milz übernommen haben."

Amtsarzt: „Wissen Sie auch, was man Patienten nach einer Splenektomie empfiehlt?"

Ich: ???

Amtsarzt: „Impfungen gegen Influenza und Pneumokokken."

25.2.3 Welche Aufgaben haben die Nieren?

Ich: „Die Niere ist unsere Filterstation, sie macht aus dem Blut Urin, filtert alle körpereigenen und körperfremden Stoffe heraus und resorbiert alles zurück, was der Körper noch braucht."

Amtsarzt: „Was steuert die Niere dadurch?"

Ich: „Die Elektrolyte."

Amtsarzt: „Was macht die Niere noch?"

Ich: „Sie produziert Erythropoetin zur Produktion von roten Blutkörperchen und Renin."

● 13.5

Amtsarzt: „Was regelt Renin?"

Ich: „Es aktiviert das Renin-Angiotensin-Aldosteron-System."

Amtsarzt: „Was macht das?"

Ich: „Es regelt den Blutdruck."

Amtsarzt: „Was noch?"

Ich: „Den Natriumgehalt des Blutes."

25.2.4 Ein Mann kommt zu Ihnen in die Praxis und berichtet von schwarzem Stuhl. Wofür könnte das ein Zeichen sein?

Ich: „Für Krebs."

● 11.2 B

Amtsarzt: „Warum ist der Stuhl schwarz?"

Ich: „Das könnte Blut aus dem Bauchraum sein."

Amtsarzt: „Woher kommt das?"

Ich: „Wenn es schwarz oder okkult ist eher aus dem oberen Bauchraum."

Amtsarzt: „Was könnte das denn alles sein?"

● 11.3 B

Ich: „Ulcus duodeni/ventriculi, Magen und Darm-Karzinom, Magenschleimhautentzündung. M. Crohn blutet eher nicht. Bei akuten Infektionen ist es ja meist mit Diarrhö und dann ist das Blut eher noch rot, z.B. bei Divertikulitis."

Amtsarzt: „Jetzt sind wir aber schon eher im unteren Bauchraum. Was kann da noch bluten?"

Ich: „Colitis ulcerosa."

Amtsarzt: „Was kann denn im oberen Bauchraum noch bluten?"

Ich: ???

Amtsarzt: „Stellen Sie sich vor, der Patient ist Ihnen als Alkoholiker mit Leberproblematik bekannt? Was könnte es dann sein?"

Ich: „Magenschleimhautentzündung hatte ich schon gesagt, oder?"

Amtsarzt: „Ja, ich meine Ösophagusvarizen." Er guckt traurig auf seinen Zettel und notiert.

Ich: „Na klar, wegen dem Pfortaderhochdruck."

Ich habe lange überlegt, warum ich da nicht drauf gekommen bin, aber irgendwie gehört die Speiseröhre für mich nicht wirklich zum oberen Bauchraum. Und außerdem dachte ich, dass es dann eher zum schwallartigen Bluterbrechen kommt. Auf zu viel Eisen oder Kohletabletten bin ich nicht gekommen.

25.2.5 Stellen Sie sich vor, eine 70-jährige Patientin kommt zu Ihnen, ihr Mann ist verstorben, die Kinder aus dem Haus, eigentlich war sie immer lebensfroh und agil. Aber jetzt habe sie zu nichts mehr Lust, sei immer schnell müde und habe auch schon etwas abgenommen. Was könnte diese Frau haben?

Ich: „Mein erster Gedanke war eine Depression … Wenn Sie jetzt nicht gesagt hätten, dass die Frau abgenommen, sondern zugenommen hat, könnte man auch an eine Hypothyreose denken, aber Gewichtsabnahme passt eher nicht dazu."

Amtsarzt: „Wie könnte man das feststellen?"

Ich: „Blutuntersuchung, Schilddrüsenhormone bestimmen lassen."

Amtsarzt: „Sie war schon beim Hausarzt, die Schilddrüse ist okay, was könnte es sonst sein?"

Ich: ??? (stand gerade völlig auf der Leitung.) „Vielleicht eine Herzinsuffizienz?"

Amtsarzt: „Was noch?"

Ich: „Eine Krebserkrankung."

Amtsarzt: „Was würden Sie in der Anamnese dann besonders abfragen?"

Ich: „Die B-Symptome: Nachtschweiß, subfebrile Temperatur, Leistungsminderung und ungewollte Gewichtsabnahme von > 10 % innerhalb von 6 Monaten."

Amtsarzt: „Was könnte noch vorliegen?"

Ich: „Eine Anämie."

Amtsarzt: „Wodurch kann eine Anämie entstehen?"

Ich: „Durch Blutverluste, zu geringe Erythropoese und gesteigerten Bedarf/ Verbrauch."

Amtsarzt: „Was ändert sich am Blutbild?"

Ich: „Der Hb ist erniedrigt, sollte bei Frauen 12–16 sein, das MCV, MCH und MCHC können auch erniedrigt sein."

Anmerkung

Hb = Hämoglobin, MCV = Mittleres korpuskuläres Volumen, MCH = Mittleres korpuskuläres Hämoglobin, MCHC = Mittlere korpuskuläre Hämoglobin-Konzentration

Lieber Gott, mach, dass er dazu keine genauen Werte hören will ... Hat geklappt!

Amtsarzt: „Ist hier auch alles normal, was könnte es noch sein?"

Ich: „Tut mir leid, ich stehe gerade total neben mir, können Sie mir bitte nochmal kurz den Fall beschreiben?"

Amtsarzt: „Die Frau ist immer schnell erschöpft, muss beim Treppensteigen schon am ersten Absatz Pause machen ..."

Der Groschen ist gefallen, worauf er offenbar gewartet hat.

Ich: „Es könnte auch eine Lungenproblematik dahinter stecken. Bei einer Linksherzinsuffizienz kann es zum Lungenödem kommen."

Amtsarzt: „Wie können Sie das rauskriegen?"

Ich: „Ich könnte in der Anamnese fragen, ob sie gerne mit erhöhtem Oberkörper schläft, erkältet ist im Sinne einer Stauungsbronchitis oder nachts Hustenanfälle bekommt, Asthma cardiale ..."

Amtsarzt: „Was könnten Sie untersuchen?"

Ich: „Auskultieren."

Amtsarzt: „Was würden Sie erwarten zu hören?"

Ich: „Feuchte Rasselgeräusche."

Mehr ist mir spontan nicht eingefallen, aber er hat ja auch nicht nochmal nachgefragt.

Amtsarzt: „Jetzt ist diese depressive Patientin bei Ihnen in der Praxis und erzählt Ihnen, dass sie so sehr traurig sei und zu nichts mehr Lust habe. Wie gehen sie vor?"

Ich: „Wenn es so schlimm ist, würde ich ihr vorschlagen, vom Arzt Antidepressiva verschreiben zu lassen."

Amtsarzt: „Was würden Sie noch machen?"

Ich: „Ich würde mit ihr überlegen, ob es irgendwelche Seniorengruppen im Ort gibt, denen sie sich anschließen könnte."

Amtsarzt: „Hierzu hat sie keine Lust, sie ist zu traurig."

Ich: „Vielleicht ist sie ja auch suizidgefährdet."

Amtsarzt: „Was könnten Hinweise darauf sein?"

● 21.1

Ich: „Zum Präsuizidalen Syndrom gehört, dass die Patientin eingeschränkt ist in ihrem Denken/Verhalten, eine gewisse Aggression gegen sich selber entwickelt und Suizidphantasien hat."

Amtsarzt: „Wie kriegen Sie das raus?"

● 21.2 A

Ich: „Im Gespräch – kann ich jetzt nicht so genau sagen, was ich sagen würde, das würde sich entwickeln. Wenn ich den Eindruck habe, sie ist gerade akut selbstmordgefährdet, würde ich versuchen, Angehörige zu erreichen, die sie einweisen sollen. Oder über den Hausarzt, denn ich darf das ja nicht, vielleicht mit der Polizei?"

Im Gespräch nach der Prüfung hat er gesagt, ich müsse das immer direkt ansprechen, wenn ich den Eindruck hätte, ein Patient sei selbstmordgefährdet – weiß ich auch eigentlich. Man solle fragen, ob der Patient sich schon überlegt hat, wie er es machen will oder schon Vorkehrungen getroffen hat. Dann dürfe ich die Patientin nicht mehr gehen lassen, bis die Polizei oder der Notarzt sie abholen und einweisen würden.

Amtsarzt: „Dann gebe ich mal an die HP-Beisitzerin weiter."

25.2.6 Sie haben eben gesagt, dass Sie mit Homöopathie arbeiten. Was käme bei einem grippalen Infekt infrage?

Ich: „Ferrum phosphoricum, wenn es mit Kratzen im Hals beginnt, Belladonna bei roten Backen und trockenem Husten, Dulcamara Bryonia und Nux vomica sind Erkältungsmittel. Pulsatilla hilft bei gelbem Schnupfen, Hepar sulfuricum hilft, wenn die Nebenhöhlen mitbetroffen sind. Gelsemium bei Kopfgrippe …"

HP/Beisitzerin: „Fallen Ihnen noch einige ein?"

Ich: „Aconitum, für alles was plötzlich kommt, mit hohem Fieber. Wenn der Husten mit Würgen ist, vielleicht Rumex oder Drosera."

HP/Beisitzerin: „Das waren jetzt einige."

25.2.7 Was für farbliche Veränderungen von Stuhl kennen Sie?

Ich (denke: schon wieder Stuhl?): „Schwarzer Stuhl durch Blut aus dem oberen Bauchraum. Bei Hämorrhoiden oder Fissuren kann es sein, dass hellrotes Blut auf dem Stuhl aufliegt, bei Gallenproblemen oder Hepatitis kommt es zu entfärbtem Stuhl."

HP/Beisitzerin: „Ja. Was fällt Ihnen noch ein?"

Ich (Nichts!!!): „Wir reden jetzt nur über normalen Stuhl, nicht über Diarrhö?"

HP/Beisitzerin (nickt): „Sonst hätte ich Steatorrhö und Kreatorrhö noch aufgeführt."

Ich: „Wenn man viel Grünkohl gegessen hat, wird er grün, und schwarze Oliven können ihn auch schwarz machen."

Amtsarzt: „Dann muss man aber viele essen …"

Ich: „Habe ich schon geschafft!"

HP/Beisitzerin: „Wie ist das bei Babys?"

Ich: „Da gibt's den Mekoniumstuhl, das Kindspech, das ist grünschwarz."

HP/Beisitzerin: „Wie ist der Stuhl sonst bei Babys?"

Ich (danke, dass ich zwei Söhne habe): „Gelblich!"

HP/Beisitzerin: „Woran liegt das?"

172

Ich: „An der Muttermilch."

Keine Ahnung, ob das stimmt, sie war dann fertig damit.

● 11.3 B

25.2.8 Sie haben eine 70-jährige Patientin mit Diabetes mellitus Typ 2 mit homöopathischen Konstitutionsmitteln versorgt. Was machen Sie sonst noch mit ihr?

Ich: „Ernährungsberatung, dass sie keinen weißen Zucker oder andere schnell resorbierbare Kohlenhydrate zu sich nimmt und sich an die vom Arzt berechneten BEs hält."

HP/Beisitzerin: „Wie sollte die Nahrungszusammensetzung sein?"

Ich (Oh nein, das habe ich mir schon ewig nicht mehr angesehen!): „55–60 % Kohlenhydrate, 20–30 % Eiweiß und 10–15 % Fett."

● 15.2

HP/Beisitzerin: „Das mit dem Fett und dem Eiweiß ist gerade andersherum, aber ungefähr passt das. Welche Nahrungsbestandteile verzögern die Resorption von Glucose?" Ich: „Mit der Ernährung von Diabetikern habe ich mich noch nicht so intensiv beschäftigt."

HP/Beisitzerin: „Diabetes ist aber ein wichtiges Gebiet ..."

Ich: „Ich weiß, und ich könnte Ihnen auch viele Früh- und Spätsymptome aufzählen."

HP/Beisitzerin: „Was würden Sie neben dem Blutzuckertest noch untersuchen?"

Ich: „Ich würde schauen, ob sie Nekrosen an den Füßen hat."

HP/Beisitzerin: „Das gehört ja zur Inspektion, ich meine untersuchen."

Ich: „Ach so, den Urin."

● 15.2 F

HP/Beisitzerin: „Was könnte da verändert sein?"

Ich: „Proteinurie, Ketone."

HP/Beisitzerin: „Uuund was noch?"

Ich: „Glucose."

Wie blöd kann man sich eigentlich anstellen? Dann haben sie mich kurz rausgeschickt – das war die Hölle! Aber so nach 3–5 Min wieder reingerufen und gratuliert!

Danke Schwiegermama für unzählige Stunden Kinderhüten, danke „Ehemann" für deine Geduld, danke „Mitschülerin" für viele lehrreiche Stunden und danke Christopher für die gute Vorbereitung! Euch allen viel Glück!

25.3 Protokoll mündliche Prüfung Anja

Dauer: ca. 50 Minuten

25.3.1 Amtsarzt: Warum wollen Sie Heilpraktiker werden?

„Ich befasse mich schon seit Jahren mit der Homöopathie und würde gerne über den ‚Privatgebrauch' hinausgehen."

● 23.1

25.3.2 Wie gehen Sie vor, wenn ein Ihnen unbekannter Patient das erste Mal in Ihre Praxis kommt?

Ich: „Ich würde eine Anamnese machen: mit Begrüßung, Formalitäten, erstem Eindruck …"

● 3.1

Er unterbrach mich: „Gehört das zur Anamnese?"

Ich versuchte dann, meinen „ersten Eindruck" genauer zu erläutern, mit Größe, Gewicht, Haltung, Gang, … und meinte, dass dies schon zur Anamnese gehöre. Der Amtsarzt hielt mir daraufhin einen Kurzvortrag und meinte, es gehöre nicht dazu.

Amtsarzt: „Also, was gehört nun zur Anamnese?"

● 3.1

Ich: „Eigenanamnese, vegetative Anamnese, Familienanamnese, Schmerzanamnese …" Ich zählte wirklich alles auf, was ich wusste, und der Amtsarzt fragte immer nur: „Was noch?" Die Fremdanamnese war ihm auch ganz wichtig. Aus einem der Protokolle, die ich zur Vorbereitung gelesen hatte, wusste ich das.

25.3.3 Wann macht man eine Fremdanamnese?

Ich: „Bei Kindern, älteren Menschen, …"

Amtsarzt: „Was für ältere Menschen?"

Ich: „Demente Patienten, aber auch bei psychischen Störungen."

Amtsarzt: „Welcher Art?"

Ich: „Schizophrenie, bei Psychosen, auch bei Depressionen."

Amtsarzt: „Bei allen Depressiven?"

Ich: „Nein!"

Ich wand mich wie ein Aal und nach der x-ten Rückfrage und einer Abgrenzung von Psychose und Depression, einem Streifzug durch Wahn und Halluzination und nachdem ich endlich auf seine gesuchte „BEWUSST-SEINSSTÖRUNG" gekommen war, ging es endlich weiter mit der Anamnese.

Amtsarzt: „Was gehört noch dazu?"

Ich: „Familienanamnese: Welche Verwandten sind entscheidend? Welche Krankheiten?" Hier war ihm Krebs besonders wichtig. Wollte er wohl als erstes hören. Über den Krebs kamen wir dann zu den B-Symptomen, die er erläutert haben wollte. Irgendwann sind mir dann noch die Drogen, Alkohol und Rauchen eingefallen und er …

Amtsarzt: „Wo gehört das denn nun hin?"

Ich: „Eigenanamnese", korrigierte mich aber sofort: „Nein zur vegetativen Anamnese."

Amtsarzt: „War das jetzt gewusst oder geraten? Warum zur vegetativen Anamnese?"

Ich: „Na weil es da hingehört!"

Amtsarzt: „Warum heißt die vegetative Anamnese denn vegetative Anamnese?"

Irgendwann kapierte ich, dass er wohl auf das Suchtverhalten hinaus wollte. Als ich dann „Sucht" sagte und dass man das nicht einfach willentlich „abstellen" kann, war er endlich – zumindest vorerst – zufrieden.

Amtsarzt: „Was noch?"

Ich konnte es schon jetzt nicht mehr hören! Ich machte weiter mit Sozialanamnese, gynäkologische Anamnese …

Amtsarzt: „Was können Sie denn sonst nach machen?"

Dann zählte ich die IPPAF auf. Irgendwie hatte er jetzt wohl auch genug von der Anamnese, und gefühlsmäßig waren bestimmt auch schon 20 oder 25 Minuten vergangen.

25.3.4 Dann möchte ich jetzt von Ihnen aber mindestens 10 verschiedene Ursachen für Husten hören!

Ich begann mit einer einfachen Erkältung mit Husten, Grippe, Virusgrippe, … (bis 5 oder 6 zählte er tatsächlich mit den Fingern mit!) und ich hatte wirklich schon viele aufgezählt.

● 8.1 A

Amtsarzt: „Was noch?"

Irgendwann landete ich bei der Steinstaublunge, Asbestlunge, … (er schien jetzt total genervt).

Amtsarzt: „Immer dieses alte Zeug. Das hat doch kein Mensch mehr! Fällt Ihnen nicht ein aktueller Beruf ein?"

Ich: „Arbeiten mit giftigen Dämpfen wie Leiterplatten-BestückerInnen, Lackierer oder mit Rauch in der Gastronomie." Er verzog nur das Gesicht und mir fiel ein: „Schornsteinfeger!" Ich glaubte, jetzt eine gute Antwort gegeben zu haben.

Amtsarzt: „Die messen doch auch nur noch, dabei werden sie doch nicht krank!"

Jetzt reichte es mir wirklich. Ich sagte ihm, dass unser bisheriger Schornsteinfeger aber gerade ernsthaft erkrankt ist und nicht mehr arbeiten kann (er hat ein Bronchial-Ca.). Er schien zwar nicht zufrieden – „seinen" gesuchten Beruf hatte ich wohl nicht erraten –, aber er fuhr fort.

Amtsarzt: „Was noch?"

Ich: „Bronchial-Ca., Lungen-Ca., …"

Amtsarzt: „Was für Symptome verursacht das?"

Jetzt habe ich nochmals die B-Symptome aufgezählt.

● 3.1

Amtsarzt: „Was noch?"

Jetzt wollte er die Lymphknotenschwellung hören. Mit Palpation half er mir weiter.

Amtsarzt: „Welche Lymphknoten können denn anschwellen? Wie heißen die Halslymphknoten?"

● 3.4

Ich stammelte irgendetwas zusammen. Er erklärte mir dann etwas, das ich wirklich noch nie gehört hatte, und ich nickte immer schön brav. Innerlich hatte ich mich nun von einer bestandenen Prüfung verabschiedet. Er deutete dann auf das Schlüsselbein, und mir fielen die inneren Lymphknoten ein. Er merkte wohl, dass ich kurz vor dem Verzweifeln war und gerade dachte: Es gibt auch noch andere, nette Prüfer. Das nächste Mal bekomme ich so einen!

Amtsarzt: „Na, na, jetzt aber nur nicht aufgeben. Wir machen jetzt weiter!"

Das schürte zumindest ein wenig Zuversicht.

Amtsarzt: „Was noch?"

Ich: „Medikamente können auch Husten auslösen."

Amtsarzt: „Welche Medikamente?"

Ich: „ACE-Hemmer."

● 8.1 A

Amtsarzt: „Ja okay. Was noch?"

Irgendwann landete ich beim Pneumothorax und der Lungenentzündung. Auf die hatte er wohl noch gewartet.

Amtsarzt: „Was gibt es bei Verdacht auf Pneumonie für typische Untersuchungen?"

Ich: „Inspektion, Palpation, Perkussion, Auskultation."

Amtsarzt: „Was noch?"

Ich: „Blutuntersuchung.“

Amtsarzt: „Was verändert sich? Was verändert sich bei einer Entzündung?“

Ich: „Vor allem bei bakteriellen Infektionen sind BSG und CRP erhöht und es kommt zu Leukozytose mit Linksverschiebung.“ ● 9.9

Amtsarzt: „Was kann man denn da noch untersuchen?“

Ich war der Verzweiflung nahe. Er versuchte, mir zu helfen, indem er nach den Ursachen einer Pneumonie fragte. Als ich am Aufzählen und Unterscheiden von typischer und atypischer Lungenentzündung war, fragte er wieder nach: „Wie kann man das feststellen?“

Über die atypische Pneumonie kam ich dann endlich auf das Röntgen, das er wohl krampfhaft erwartet hatte (zumindest atmete er jetzt erleichtert auf!).

Amtsarzt: „Na ja, ich glaube, die 10 verschiedenen Ursachen für Husten haben wir schon lange erreicht. Also, welche Laborwerte können sich grundsätzlich verändern? Zählen Sie ein paar typische Werte auf.“

Damit hatte er es mir nun wirklich leicht gemacht. Denn Laborwerte sind ja wirklich nicht meine Stärke. Aber mit den typischen Werten für Niere, Leber, Pankreas und bei Herzinfarkt war er zufrieden.

● Kap. 27 Laborparameter

Dann fragte er nach dem kleinen und großen Blutbild.

Amtsarzt: „Großes Blutbild, was ist das noch?“

Ich dachte immer, er wollte noch etwas wissen, was dazu gehört. Irgendwann meinte er dann, es würde auch Differenzialblutbild heißen. Ja klar! Wenn er nur mal das fragen würde, was er wissen will!

25.3.5 Was gehört zu den Leukozyten?

Ich schlüsselte die Granulozyten und die Lymphozyten auf.
● 10.1

Damit war er dann zufrieden und er gab an die Heilpraktikerin ab. Ich hatte mich die ganze Zeit öfters gefragt, warum die Frau überhaupt dabei ist. Sie sagte kein Wort, vorzog keine Miene, zuckte nicht einmal mit der Wimper. Selbst in meinen verzweifeltsten Situationen kam nicht das kleinste Zeichen von ihr. Ich dachte schon, sie könne gar nicht reden. Sie machte sich zwischendurch allerdings immer wieder Notizen.

Nun also die Heilpraktikerin:

25.3.6 Welche Arten von Injektionstechniken kennen Sie?

Ich: „intravenös, intramuskulär, intrakutan und subkutan."
HP/Beisitzerin: „OK. Was noch?"
Wie, was noch? Mehr gibt es nicht.
Ich: „Mehr kenne ich nicht!"
HP/Beisitzerin: „Doch, es gibt noch etwas sehr Spezielles. Es macht vielleicht nicht jeder, aber kennen sollte man das schon."
Ich hatte keinen blassen Schimmer, was sie wollte.
HP/Beisitzerin: „Man kann auch in ein Gelenk spritzen!"
Ich antwortete sofort, dass ich das nie machen würde, da griff auch schon wieder der Amtsarzt ein.

Anmerkung:

Intraarterielle und intraartrikuläre Spritzen darf der HP nur mit Zusatzausbildung setzen. Weitere Techniken, die nur von Ärzten durchgeführt werden, wären: intrakardial (Herz), intrathekal (Liquorraum), intratracheal (Luftröhre).

HP/Beisitzerin: „Was ist denn das gefährliche beim Spritzen und speziell, wenn man in ein Gelenk spritzt?" Ich erzählte was von Entzündung, dass das aber nicht passieren sollte, wenn alles richtig steril und desinfiziert ist.
● 9.7 C

25.3.7 Jetzt noch eine allerletzte Frage: Welche Blutwerte verändern sich bei einer Hyperthyreose?

Ich: „T3, T4 und TSH."
● 14.1 D und Kap. 27 Laborparameter
HP/Beisitzerin: „OK. Und ist das TSH hoch oder niedrig?"

Sie gaben mir keine Zeit zum Überlegen, und ich dachte: Hyperthyreose, alles hoch, und sagte: „TSH ist hoch" und erzählte noch den Regelkreis mit HVL …

HP/Beisitzerin: „Und wie sind T3 und T4?"

Oh nein! Ich bemerkte meinen Fehler und sagte dies auch: „T3 und T4 sind hoch, also ist TSH niedrig. Meine Antwort vorhin war falsch!"

Amtsarzt: „Okay. Dann gehen Sie jetzt bitte kurz raus. Wir werden uns kurz besprechen und Sie dann wieder hereinholen!"

An dieser Stelle nochmals vielen Dank allen meinen Helfern, die mich auf die Prüfung vorbereitet, dorthin geführt und zum Bestehen beigetragen haben. Danke Christopher für den tollen, anschaulichen und verständlichen Unterricht, deine unglaubliche Geduld und deine Merkhilfen (die Lymphozyten werde ich nie wieder vergessen!). Auch wenn es manchmal echt nervig war, ständig zu lernen und zu wiederholen, damit man am Donnerstagabend nicht wie „der Depp" dastand, die Strategie ist wohl schon die richtige. Und auch deine Vorbereitung auf die mündliche Prüfung war klasse. Selbst wenn ich dabei teilweise durch „die Hölle" gegangen bin, es war sehr wichtig für mich und gut so.

Viel Glück und Durchhaltevermögen allen, die diese Prüfung noch vor sich haben. Ich kann nur sagen: nicht aufgeben! Die Prüfung ist trotz allem fair und zu schaffen. Ich hatte das Gefühl, es wird nicht nur Wissen abgefragt, sondern auch, ob man „reif genug ist", um Heilpraktiker zu sein.

25.4 Protokoll mündliche Prüfung Sandra

Dauer: ca. 40 Minuten

Erst nette Begrüßung und Formalitäten, dann fing die Amtsärztin an.

25.4.1 Bildvorlage: Kopf und Rumpf von hinten gesehen, Frontalschnitt

Ich sollte sämtliche Strukturen benennen, auch A. subclavia, A. vertebralis und V. jugularis, die 3 Engstellen des Ösophagus.

25.4.2 Bildvorlage: Was ist das für ein Organ?

Auf dem Bild war eine Afrikanerin vor ihrer Lehmhütte mit aufgetriebenem Bauch zu sehen, auf dem linksseitig ein vergrößertes Organ aufgemalt war (ging vom Rippenbogen bis in Beckenbereich und fast zur Medianlinie).

Ich sagte, dass es die Milz sein müsste, aber mir nicht klar war, dass sie so groß anschwellen kann.

Die Amtsärztin bestätigte und meinte, dass die Zeichnung evtl. etwas übertrieben sei.

25.4.3 Welche Ursachen gibt es für eine Milzschwellung?

Ich habe alles wie im Skript aufgezählt.
● 3.6

Von den Infektionskrankheiten wusste ich nicht mehr so viele; Mononukleose und CMV (Zytomegalievirus) waren ihr wichtig.

Amtsärztin: „Sie nannten Malaria, bitte teilen Sie uns Genaueres dazu mit!"

Daraufhin habe ich ihr alles gemäß Skript erzählt; die GIT-Beschwerden waren ihr besonders wichtig.

Amtsärztin: „Kann man sich vor Malaria schützen?"

Ich meinte „ja, mit Impfung". Das war aber leider nicht richtig, Malariaprophylaxe erfolgt mit Tabletten. Das weiß ich doch eigentlich. Es war aber offenbar nicht schlimm. „Und helle Kleidung tragen", fügte ich an.

25.4.4 Was kann Schluckbeschwerden verursachen?

Hier habe ich einiges aufgezählt wie Tonsillitis und was sonst noch mit Mandelschwellung einhergeht, Ösophagitis, Divertikel, Ösophagusachalasie und Tumoren/Krebs. Das war ausreichend.
● 23.6

25.4.5 Was sind Divertikel und was für Probleme machen sie?

Kurze Beschreibung und Komplikationen genannt.

25.4.6 Wie kann man Schluckbeschwerden diagnostizieren?

Ich nannte Racheninspektion und bildgebende Verfahren (wusste nicht genau, wie die Methoden heißen und sagte das auch so). Daraufhin sollte ich das bildgebende Verfahren beschreiben. Ich sagte mit Kamera und Sonde und auch mit Kontrastmittel? Das war o. k. Die Aufregung raubt einem doch ab und zu die richtigen Worte!

25.4.7 Was ist die häufigste Ursache für Ösophagitis?

Ich nannte nur Alkohol. Nach der Prüfung fiel mir dann Reflux ein.

25.4.8 Welche Ursachen für Kopfschmerzen kennen Sie?

Hier gibt es viele Möglichkeiten. Diese habe ich aufgezählt.
● 23.5
Meningitis (● 4.4 A), Herpes zoster (● 4.2), Otitis media und Sinusitis waren ihr wichtig. Ich hatte schon eine riesige Liste genannt und sie meinte, dass ihr noch 3 wichtige Dinge fehlen würden. Ich nannte dann noch Verdauungsbeschwerden und Nierenprobleme (Giftstoffe), dann reichte es aus. Wahrscheinlich wollte sie auch noch Medikamente hören. Was sonst noch gefehlt hat, weiß ich nicht.
Die Amtsärztin hat immer wieder Hilfestellung gegeben, z.B.: „Was könnte im Kopfbereich noch sein …?"

25.4.9 Erysipel, was wissen Sie dazu?

Erzählt laut Skript.
● 10.4
Amtsärztin: „Was gibt es für Komplikationen?"
Sagte Lymphödem, Narbenbildung und die Poststreptokokken-Erkrankungen.
● 10.4 B
Amtsärztin: „Was tun Sie?"

Ich sagte, dass ich als HP Behandlungsverbot habe und an den Arzt verweise.

Amtsärztin: „Abgesehen davon, was könnte man tun?"

Ich sagte Antibiotika oral und lokal.

Amtsärztin: „Was noch? Und wo tritt es auf?"

Mir fiel dann noch Kühlen und bei Erysipel am Bein Ruhigstellen ein. Dann war's okay.

Dann ging es mit dem Heilpraktiker-Beisitzer weiter.

25.4.10 Was kann zu Bewusstseinsstörungen führen?

Ich habe ein paar Sachen aufgezählt und dann kam die „große Leere".

Hilfestellung vom HP: „Was für Ursachen gibt es für Koma?"

Ich wusste genau, dass ich zu Hause die ganze Liste runterbeten konnte, war aber wie blockiert. Bin noch auf zerebrales, thyreotoxisches und diabetisches Koma gekommen. Habe dann auch gesagt, dass ich gerade total auf dem Schlauch stehe, worauf er erwiderte, dass das auch kein einfaches Thema sei (eigentlich ja schon!).

● 22.4

Dann wechselte er zum Thema bewusstloser Diabetiker.

HP/Beisitzer: „Wie können Sie erkennen, ob es sich um eine Hypo- oder Hyperglykämie handelt?"

● 15.2

Ich sagte, dass es nur über ein BZ-Messgerät möglich sei, da sich die Symptome sehr ähneln.

HP/Beisitzer: „Was tun Sie?"

Ich sagte Notruf, Glucoselösung oder NaCl geben.

HP/Beisitzer: „Wie geben Sie das?"

Ich meinte i. v., stabile Seitenlage, Vitalzeichen kontrollieren und Patienten zudecken.

● 15.2

HP/Beisitzer: „Jetzt haben Sie noch was vergessen, vielleicht habe ich es auch überhört, was könnte das sein?"

Da kam ich ganz schön ins Grübeln. Daraufhin meinte er, es sei ein NOT-FALL!

Dann sagte ich, dass ich den Notarzt verständigen würde und das schon erwähnt hatte. Die Amtsärztin bestätigte es. Damit beendete der HP die Prüfung.

Beide waren sich einig, dass sie sich nicht besprechen müssten, und dass sie mir zur bestandenen Prüfung gratulieren möchten. Juhu! Ich bin total glücklich!

Während der ganzen Zeit waren die beiden Prüfer sehr nett und haben mich mit Hilfestellungen, die durch die Nervosität ab und zu nötig waren, in die richtige Richtung gelenkt.

25.5 Protokoll mündliche Prüfung Uschi – ohne Antworten des Prüflings

- Frage 1:
  - Anatomiemodell des Herzens.
  - Erklären Sie mir bitte das Herz.
- Frage 2:
  - Erklären Sie mir den kleinen Blutkreislauf.
- Frage 3:
  - Sie können mir doch sicherlich die Auskultationspunkte des Herzens aufsagen.
    - 6.7
- Frage 4:
  - Was ist die Systole – was die Diastole?
- Frage 5:
  - Was ist ein Herzinfarkt?
    - 6.2
- Frage 6:
  - Welche Risikofaktoren, Komplikationen und Spätfolgen gibt es beim Herzinfarkt?
- Frage 7:
  - Wie machen Sie eine Blutentnahme?
    - 25.1.4

- Frage 8:
    - Welche Risiken gibt es beim Spritzen?
        - 🔵 9.7 C
- Frage 9:
    - Bildvorlage: Ein Blatt mit drei Bildern: Gesicht, Brust und unterer Rücken mit Bläschen. Beschreiben Sie mir, was Sie sehen.
        - 🔵 4.1 A
    - Symptome, Entstehung, Komplikationen?
        - 🔵 4.1 B
    - Differenzialdiagnosen?
- Frage 10:
    - Bitte nennen Sie mir Aufgaben und Zusammensetzung des Blutes. Was ist Plasma, was ist Serum?
- Frage 11:
    - Bitte beschreiben Sie die Lage der Bauchspeicheldrüse (Pankreas).
Es genügt nicht: „In der C-förmigen Schlinge des Duodenums".
    - Funktion des Pankreas?
    - Welche Werte können sich bei Bauchspeicheldrüsen-Erkrankungen ändern?
        - 🔵 Kap. 27.3.8. und 11.3 A
- Frage 12:
    - Was sind die Blutwerte für Glucose?
        (nüchtern 100–110)
    - Welche Maßeinheit?
        (mg/dl)
    - Bei welchem Wert liegt die Nierenschwelle?
        (160–180 mg/dl)
Dann war der HP-Beisitzer dran:
- Frage 13:
    - Ein Patient kommt zu Ihnen in die Praxis und hat Kopfschmerzen. Was tun Sie?
        (Ursachenforschung: Anamnese, körperl. Untersuchung, Puls, RR)
    - Ursachen?
        - 🔵 23.5

- Wie können Sie behandeln?

(Je nach Ursache unter Beachtung der Gesetze)

● Naturheilkundliche Verfahren, 24.1

- Frage 14:
  - Bewusstloser Diabetiker – Was tun Sie?
    ● 15.2 B, C

Das war's. Als ich wieder hereingerufen wurde, hat die Amtsärztin ganz traurig geschaut. Dann die erlösenden Worte: „Sie haben bestanden". Ich konnte es gar nicht glauben.

Vielen Dank an alle, die an mich geglaubt und gedacht haben. Mein besonderer Dank gilt Christopher Thiele, der es mir mit seinem tollen und witzigen Unterricht ermöglicht hat, die Prüfung zu bestehen.

25.6 Protokoll mündliche Prüfung Karin – ohne Antworten des Prüflings

- Frage 1:
  - Bitte beschreiben Sie uns Anatomie und Physiologie der Niere.
    ● 13.5
- Frage 2:
  - Eine 95-jährige Frau wird von Ihnen betreut. Auf was müssen Sie achten?

    (Neben Dekubitus-Prophylaxe, genügend Trinken, Verdauung und sozialer Betreuung wollte der Prüfer hören: Stützstrümpfe und das Wickeln der Beine.)
- Frage 3:
  - Patient kommt mit Schwellung am Hals. Was kann das sein?
  - Welche Erkrankungen der Schilddrüse kommen infrage?
  - Bitte schildern Sie diese genauer.
    ● 14.1
- Frage 4:
  - Was wissen Sie über Reflexe?
    ● 3.5 B

- Frage 5:
  - Können Sie etwas zu den Hirnkammern sagen?
- Frage 6:
  - Bitte grenzen Sie Epidural- von Subduralblutung ab.
- Frage 7:
  - Wie erkennt man eine bakterielle Meningitis?
    - ● 4.5 A
- Frage 8:
  - Was für Ausleitungsverfahren kennen Sie?
    - ● 24.1
- Frage 9:
  - Patientin mit geschwollenem Bein. Was kann das sein, was tun Sie?
    - ● 23.9
- Frage 10:
  - Bitte schildern Sie die Anatomie der Lunge.
- Frage 11:
  - Was liegt im Mediastinum?
    - ● 23.3
- Frage 12:
  - Was kann zu Rückenschmerzen führen?
- Frage 13:
  - Welche Ursachen ziehen Sie für Schwindel in Betracht?

25.7 Protokoll mündliche Prüfung Antje – ohne Antworten des Prüflings

- Aufgabe 1:
  - Farbkarte vom Mediastinum
  - Bezeichnung aller Strukturen
    - ● 23.3
- Aufgabe 2:
  - Farbkarte Thorax-Querschnitt Th8 – Th10
  - Alle Strukturen benennen

- Frage 3:
  - Erklären Sie die Herzstrukturen und den Verlauf des Blutes im großen Kreislauf.
  - Wie kommt das Blut aus den Venolen ins Herz und in die Lunge, und was passiert in der Lunge?
  - Was heißt, das Blut wird arterialisiert?
- Frage 4:
  - Eine 50-jährige Patientin kommt zu Ihnen in die Praxis. Sie ist nicht krank, möchte sich aber einfach mal durchchecken lassen. Wie gehen Sie vor?
    - ● 3.1
  - Was fragen Sie bei der vegetative Anamnese?
    - ● 3.1
  - Sagt Ihnen der Begriff B-Symptomatik etwas?
    - ● 3.1
  - Wann erfragt man diese?
- Frage 5:
  - Eine Patientin kommt mit diffusen Oberbauchbeschwerden zu Ihnen. Welche Erkrankungen kommen hier infrage?
    - ● Tab. 22-1: Entstehung eines akuten Abdomens nach Lokalisation
- Frage 6:
  - Zählen Sie die Symptome bei Herzinfarkt auf, und wie finden Sie den Patienten vor?
    - ● 6.2 A
  - Was machen Sie bei Herzinfarkt und wie gehen Sie vor?
    - ● 6.2 B
  - Kennen Sie den Arzneistoff Nitroglycerin und wie wirkt er?
    - ● 6.2 B
  - Dürfen Sie dieses Medikament verabreichen?
    - ● 6.2 B
- Frage 7:
  - Zurück zu den Oberbauchbeschwerden: Der Patient hat ein Ulcus ventriculi. Wie macht sich die Erkrankung bemerkbar?
  - Welche Medikamente können ein Ulcus ventriculi begünstigen? (Er wollte ASS und NSAR hören.)

- Welche Gefahren können sich beim Ulcus ventriculi ergeben?
- Frage(n) 8: Ich stelle Ihnen jetzt verschiedene Fragen und Sie antworten mit Ja oder Nein.
  - Dürfen Sie Antibiotika verschreiben? → Nein, Arzneimittelgesetz
  - Dürfen Sie einen kariösen Zahn behandeln? → Nein Zahnheilkundegesetz
  - Dürfen Sie s. c. spritzen? → Ja
  - Dürfen Sie i. m. spritzen? → Ja
  - Dürfen Sie i. v. spritzen? → Ja
  - Dürfen Sie ins Gelenk spritzen? → Nein, aber es ist nicht ausdrücklich verboten; ich komme meiner Sorgfaltspflicht nach und überlasse dies dem Facharzt.
  - Dürfen Sie reanimieren? → Ja, im Notfall ist jeder dazu angehalten zu helfen.
  - Dürfen Sie Leichenschau betreiben? → Nein
  - Dürfen Sie Masern behandeln? → Nein § 6 IfSG: Meldepflicht
  - Dürfen Sie Röteln behandeln? → Nein § 6 IfSG: Meldepflicht
  - Dürfen Sie Scharlach behandeln? → Nein, es handelt sich um *Streptokokken*, diese stehen in § 34 IfSG
  - Wie sieht es mit Windpocken aus? → Nein § 6 IfSG: Meldepflicht
  - Dürfen Sie eine Abtreibung vornehmen? → Nein, Embryonen-Schutzgesetz und Hebammengesetz
  - Dürfen Sie eine Appendizitis operieren? → Nein, es ist zwar nicht gesetzlich verboten, aber aufgrund der Sorgfaltspflicht darf ich nichts ausüben, das ich nicht beherrsche.
- Frage 9:
  - Ein Patient randaliert bei Ihnen in der Praxis. Was machen Sie? Dürfen Sie den Patienten in eine psychiatrische Klinik einweisen?
- Frage 10:
  - Welche Erreger kennen Sie? Nennen Sie mir je zwei Erregertypen.
- Frage 11:
  - Sie haben den Verdacht, vor Ihnen sitzt eine depressive Patientin, die auch vor Ihnen äußert, dass sie ihrem Leben ein Ende setzen möchte. Wie gehen Sie vor und welche Fragen stellen Sie der Patientin?
    - ● 21.1 A

- Welche gezielten Fragen stellen Sie der Patientin?
  - 21.1 B
- Lassen Sie diesen Patienten aus Ihrer Praxis raus?
  - 21.1 C

Weiter ging es mit den Fragen der Heilpraktiker-Beisitzerin:

- Frage 12:
  - Zurück zu den Depressionen: Welches pflanzliche Antidepressivum kennen Sie? (Z.B. Johanniskraut/Hypericum)
- Frage 13:
  - Blonde Frau, helle Haut, kommt zu Ihnen in die Praxis. Sie hat verschiedene Pigmentflecke im Gesicht. Wie fragen Sie und wie gehen Sie vor?
  - Welche Formen von Hautkrebs kennen Sie?
    - 19.3 B
- Frage 14:
  - Was verstehen Sie unter einem Differenzialblutbild?
    - 9.13
- Frage 15:
  - Jetzt ist wieder Zeckenzeit: Was wissen Sie über Zecken und wie behandeln Sie?
- Frage 16:
  - 40-jähriger Patient war am Meer im Urlaub. Er hat jetzt Oberbauchbeschwerden. Haben Sie einen Verdacht?
  - Wie gehen Sie vor und wie behandeln Sie?
    (Achtung: bei akuter Virushepatitis (§6) Behandlungsverbot (§24) und Meldepflicht!)
  - Was wissen Sie über die Hepatitis?

Beide Prüfer waren sehr hilfsbereit. Ich hatte eigentlich nie das Gefühl, dass sie mich durchfallen lassen.

25.8 Protokoll mündliche Prüfung Claudia – ohne Antworten des Prüflings

- Frage 1:
  - Welche rheumatischen Erkrankungen kennen Sie?
  - Welche Kollagenosen gibt es?
  - Erzählen Sie etwas über Lupus erythematodes.
  - Welche Symptome gibt es bei chronischer Polyarthritis?
- Frage 2:
  - Bitte schildern Sie uns, was Sie differenzialdiagnostisch als Ursache für chronische Bronchitis bzw. chronischen Husten in Betracht ziehen.
    - 🔵 8.1
- Frage 3:
  - Ein Patient kommt zu Ihnen und klagt über Müdigkeit, die schon längere Zeit anhält. Was für Ursachen ziehen Sie in Betracht?
- Frage 4:
  - Wie diagnostizieren Sie die Zöliakie?
- Frage 5:
  - Was kann zur Ohnmacht führen?
  - Was sind die Symptome eines Apoplex?
    - 🔵 17.4 B, 3.5 A
  - Welche Herzrhythmusstörungen führen zu Ohnmacht?
- Frage 6:
  - Bitte nennen Sie uns Ursachen für Bluthochdruck.
    - 🔵 7.1
  - Was für Werte könnte ein renaler Bluthochdruck haben? (Hoher diastolischer Wert.)

Weiter ging es mit den Fragen des Heilpraktiker-Beisitzers:

- Frage 7:
  - Warum möchten Sie Heilpraktikerin werden?
- Frage 8:
  - Wie werden Morphine in der Medizin verwendet?

- – Welche Symptome verursachen Morphine?
- – Wie wirken sie auf den Darm? Obstipation oder Diarrhö?
- Frage 9:
  - – Was versteht man unter Verhaltenstherapie?
    - ● 21.3 A
- Frage 10:
  - – Welche Ausleitungsverfahren kennen Sie?
    - ● 24.1
- Frage 11:
  - – Was wissen Sie über Schizophrenie?
    - ● 21.4 B

Teil III

26 Schnittbilder

Immer häufiger werden in der Prüfung Schnittbilder gezeigt, und der Kandidat wird aufgefordert, die Strukturen zu benennen. Diese Bilder können einfache Schwarz-Weiß-Skizzen und Strichbilder sein, oder Farbbilder. Besonders erfreulich sind die Bilder von Frank H. Netter (z.B. Atlas der Anatomie). Diese haben den Vorteil, dass eine Arterie rot, eine Vene blau und ein Nerv gelb dargestellt sind. Spannender und schwieriger sind natürlich echte Schnittbilder: Das ist wie Fahrschule im Winter, wenn Sie es da können, können Sie auch alles andere!

Die Frage lautet jedes Mal: „Bitte bezeichnen Sie die hervorgehobenen Strukturen."

Schnittbild 1

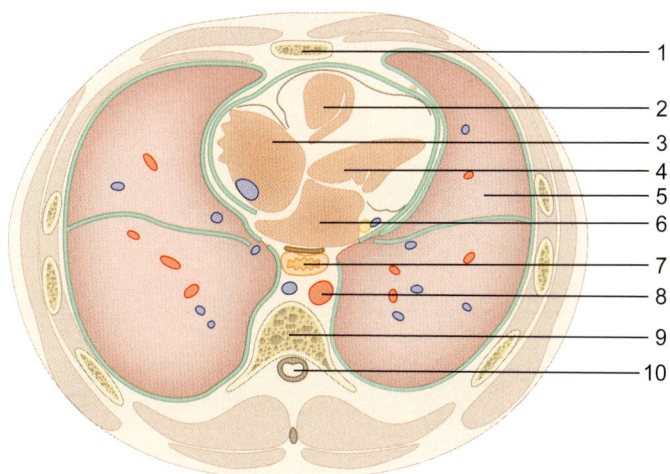

Abb. 26–1 Modifiziert nach: Netter. Atlas der Anatomie. 4. Auflage. Urban&Fischer. Tafel 246.

- Es handelt sich um einen Querschnitt des Herzens.

Tab. 26-1 Anatomie Herz

1	Sternum (Brustbein)
2	Ventriculus cordis dexter (rechte Herzkammer)
3	Atrium cordis dextrum (rechter Vorhof)
4	Ventriculus cordis sinister (linke Herzkammer)
5	Pulmo (Lunge)
6	Atrium cordis sinister (linker Vorhof)
7	Oesophagus (Speiseröhre)
8	Aorta descendens/Aorta thoracica (absteigende Aorta/Brustaorta)
9	Vertebra thoracica (Brustwirbel)
10	Medulla spinalis (Rückenmark)

Schnittbild 2

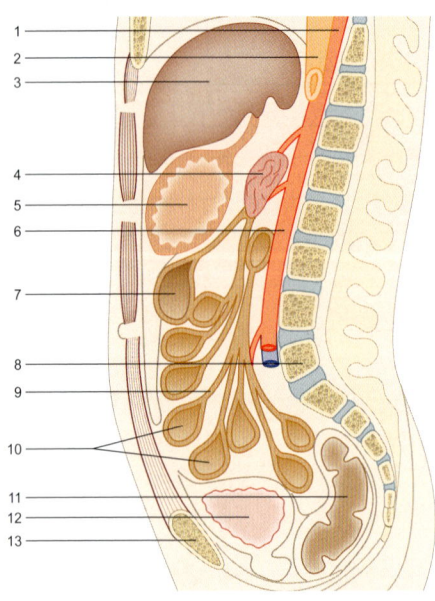

Abb. 26-2
Modifiziert nach:
Netter. Atlas der
Anatomie. 4. Auflage.
Urban&Fischer. Tafel
348.

- Es handelt sich um einen abdominalen Schnitt.

1	Aorta thoracica (Brustaorta)
2	Oesophagus (Speiseröhre)
3	Hepar (Leber)
4	Pancreas (Bauchspeicheldrüse)
5	Gaster (Magen)
6	Aorta abdominalis (Bauchaorta)
7	Colon transversum (querverlaufender Dickdarm)
8	Vertebra lumbalis (Lendenwirbel)
9	Mesenterium (Gekröse)
10	Intestinum tenue (Dünndarm)
11	Rectum (Enddarm)
12	Vesica urinaria (Harnblase)
13	Os pubis (Schambein)

Schnittbild 3

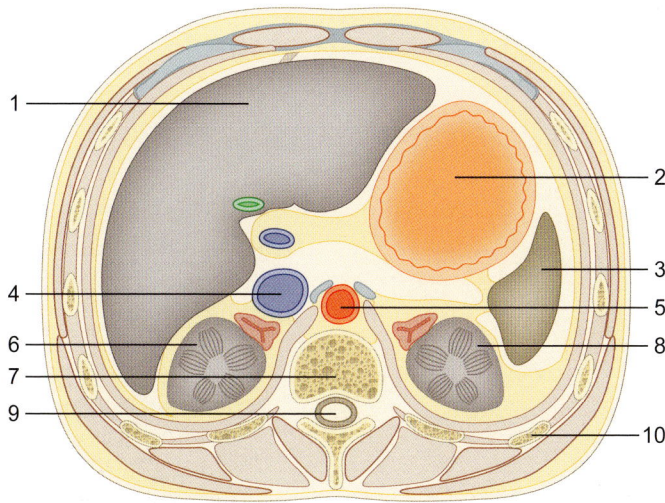

Abb. 26–3 Modifiziert nach: Netter. Atlas der Anatomie. 4. Auflage. Urban&Fischer. Tafel 331.

- Es handelt sich um einen Querschnitt durch die Leber.

Tab. 26–3 Querschnitt durch die Leber

1	Hepar (Leber)
2	Gaster (Magen)
3	Splen (Milz)
4	Vena cava inferior (untere Hohlvene)
5	Aorta abdominalis (Bauchaorta)
6	Ren dexter (rechte Niere)
7	Corpus vertebrae T12 (Wirbelkörper 12. Brustwirbel)
8	Ren sinister (linke Niere)
9	Medulla spinalis (Rückenmark)
	Costa (Rippe)

27 Laborparameter

27.1 Erläuterungen

Für die mündliche Prüfung ist es wichtiger zu wissen, welche Laborparameter sich im Zuge bestimmter Krankheitsbilder verändern, daher befinden sich die wichtigsten Zuordnungen in Kap. 27.3.

Eine tabellarische Auflistung aller Laborparameter finden Sie in fast jedem Lehrbuch, z.B. *Heilpraktiker Kompaktwissen pocket* (Börm Bruckmeier 2012), daher gibt es hier nur eine Kurzform in alphabetischer Reihenfolge (Kap. 27.2). In diesem Buch geht es vor allem um Textform und Zusammenhänge.

Noch eine wichtige Erläuterung zum Verständnis der Enzymdiagnostik: Enzyme sind Stoffe, die chemische Reaktionen ermöglichen bzw. beschleunigen und werden für einige wichtige Stoffwechselvorgänge benötigt. Wie zum Beispiel CK (Creatin-Kinase) in der Muskelzelle. Wohlgemerkt *in der Zelle*. Erst wenn diese Zelle kaputt geht, wird das Enzym freigesetzt und gelangt ins Blut und wird dort für die Diagnostik nachweisbar. Da im menschlichen Körper auch ohne pathologische Prozesse immer mal wieder Zellen zugrunde gehen, gibt es bestimmte Enzymwerte, die noch normal sind (Normwerte).

CK (Cratinkinase) ist ein Enzym von Zellen, die viel Energie verbrauchen (viel ATP, viel Mitochondrien), also vor allem im Muskelstoffwechsel und im Gehirnstoffwechsel. Ein Anstieg von CK sagt also erst einmal aus, dass wahrscheinlich Muskelzellen, möglicherweise auch Hirnzellen, zerstört wurden.

Nun kann man (möglicherweise in einem zweiten Schritt) genauer überprüfen, was es für ein CK ist. Ein CK-MM stammt aus Skelettmuskulatur (gute Merkhilfe: Mehrzahl von Muskeln ist auch Mm.), CK-MB stammt aus Herzmuskulatur und CK-BB aus Gehirnzellen.

Im Wort Transaminase haben wir **Trans-** wie Überführen, **Trans**portieren, **-amin-** wie Aminosäure (Eiweiß) und die Endung **-ase** wie (fast immer) bei Enzymen. Transaminase heißt also Eiweiß-Umbau-Enzym. Oft genügt es zu wissen, was Transaminasen sind, ihren „Vornamen" wie „Glutamat-Oxalacetat-" braucht man nicht erklären zu können.

Apropos GOT: Es ist das gleiche wie SGOT, das S steht für Serum, sprich, woraus wir GOT bestimmen (gleiches z.B. bei GPT u.a.). Und apropos GOT: Schon während meiner Ausbildung im letzten Jahrtausend sollten GOT durch ASAT und GPT durch ALAT ersetzt werden (ebenso wie die kcal durch kjoule). Die „Alten" sind nach wie vor die gängigen Bezeichnungen.

27.2 Alphabetische Übersicht und Normwerte

- ALT/ALAT (= GPT), Alanin-Aminotransferase (Enzym im Eiweiß-Stoffwechsel, v.a. in Leberzellen)
  - ● Kap. 12 Leber
- AST/ASAT (= GOT), Aspartat-Aminotransferase (Enzym im Aminosäure- und Kohlehydratstoffwechsel)
  - ● Kap. 6 Herz und Kap. 12 Leber
- Albumin, Hauptanteil der Bluteiweiße ● Kap. 27.3.2
- AP/Alkalische Phosphatase, v.a. bei Gallengangschädigung und Knochenerkrankungen.
- Bilirubin ist ein Abbauprodukt des Häms (indirektes) und wird in der Leber konjugiert, sprich gallengängig (direkt). Indirektes Bilirubin ist v.a. bei Hämolyse erhöht, direktes v.a. bei Gallenstau/Lebererkrankungen. Wenn sich auch Gallensäuren stauen, kommt es zu Juckreiz.
- Basophile Granulozyten sind eine Fraktion der Leukozyten ● Kap. 27.3.2
- Blutzucker – siehe Glucose
- BSG/BKS, die Blutkörperchen-Senkungsgeschwindigkeit, ist erhöht bei Entzündungen, v.a. bakteriellen Infektionen und bei bösartigen Tumoren. Eine Sturzsenkung findet sich z.B. beim Plasmozytom (M. Kahler, Entartung der Plasmazellen) und bei Arteriitis temporalis (Vaskulitis, primär der Schläfenarterie). Die BKS ist verlangsamt bei Polyglobulie, Polyzythämie, Dehydratation und durch bestimmte Medikamente, v.a. ASS und Kortison.
- Calcium, ein Mengenelement, zählt zu den Elektrolyten. Es befindet sich größtenteils in den Knochen, wird aber auch für Muskelkontraktion

und Blutgerinnung benötigt, wirkt antiallergisch und antientzündlich, daher im Blut mit einem Normwert von 2,1 bis 2.6 mmol/l (erhöht z.B. bei Knochenabbau oder Niereninsuffizienz).

- CDT: alkoholbedingt verändertes Transferrin ● 5.4
- CK: Creatin(Phospho-)kinase, aus Herz- und Skelettmuskulatur (● 4.4) oder Gehirn
- CRP: C-reaktives-Protein, ein Entzündungsparameter (● 9.9)
- Eosinophile (Granulozyten): eine Fraktion der Leukozyten (● 27.3.1)
- Erythrozyten: rote Blutkörperchen (● 27.3.3)
- Ferritin: Speicherform von Eisen (● 27.3.3)
- Glucose: Blutzucker, Energieträger
- Normwert nüchtern 55–100 (110) mg/dl
- GOT: ● Herz (27.3.4) und Leber (27.3.5)
- GPT: ● Leber (27.3.5)
- Hämatokrit: zelluläre Bestandteile des Blutes, Frauen 37–47 %, Männer 40–52 %
- Hämoglobin: roter Erythrozyten-Farbstoff (● 27.3.3)
- Harnsäure: harnpflichtiges Endprodukt des Purinstoffwechsels, Normwert 2–6,7 mg/dl (zu viel davon verursacht Gicht)
- Harnstoff: harnpflichtiges Endprodukt des Eiweißstoffwechsels, Normwert 10–50 mg/dl
- HbA$_{1c}$: „Langzeitzucker": Glykohämoglobin (Glucose an Hämoglobin) gebunden, bei Gesunden unter 6 % (● 15.2 E)
- HBDH: Herzenzym (● 27.3.4)
- HDL: High densitiy lipoprotein, „guter" Cholesterinanteil, Norm: Frauen 30–90 mg/dl, Männer 30–70 mg/dl
- INR: International Normalized Ratio, Maß der (extrinsischen) Blutgerinnung (● Quickwert)
- Kalium: Mengenelement, ein Elektrolyt, das sich hauptsächlich intrazellulär befindet, im Blut also erhöht sein kann bei Zell-Untergang aber auch bei Niereninsuffizienz u. v. m.
- Kreatinin: Harnpflichtiges Endprodukt des Muskelstoffwechsels, Normwert 0,57–1,24 mg/dl (● 27.3.7)
- LDH: Herzenzym (● 27.3.4)

- LDL: Low Density Lipoprotein, das „ungünstige" Cholesterin, Normwert: 50–190 mg/dl (● 27.3.9)
- Leukozyten: weiße Blutkörperchen, Norm: 4.000–10.000/µl (● 27.3.1)
- pH (potentia hydrogenii): Blut ist mit 7,38–7,42 leicht alkalisch
- PTT: Partielle Thromboplastinzeit, Maß der (intrinsischen) Blutgerinnung
- Quickwert: Maß der (extrinsischen) Blutgerinnung (● INR), Quickwert sinkt, INR steigt bei Blutverdünnung
- Retikulozyten: „junge" Erythrozyten (● 27.3.3)
- SGOT: ● Herz (27.3.4) und Leber (27.3.5)
- SGPT: ● Leber (27.3.5)
- Thrombozyten: „Blutplättchen" für Blutstillung (● 9.12)
- Transferrin: Transportprotein für Eisen (● 27.3.3)
- Triglyceride: eines der Hauptblutfette (● 27.3.9)
- Troponin: Proteinkomplex aus (Herz-)Muskulatur (● 27.3.4)

27.3 Laborparameter bei bestimmten Erkrankungen

Entzündung: ● 9.9 und 27.3.1
Diabetes mellitus: ● 15.2
Bösartige Geschehen: ● 20.3 Tumormarker und 20.4 Paraneoplastisches Syndrom

27.3.1 Leukozyten

- Normwert: 4.000 bis 10.000 Stück pro Mikroliter
  ● 9.10 Leukozytose, 9.11 Leukopenie
- Dreierlei weiße Blutkörperchen werden unterschieden: Monozyten, Granulozyten und Lymphozyten.
- Die Monozyten machen etwa 10 % der Leukozyten aus. Sie sind die „großen Fresser" (Makrophagen, wie sie im Gewebe genannt werden, sobald sie das Gefäßsystem verlassen haben). Sie fressen unspezifisch,

mögen besonders gerne durch Antikörper oder Komplementfaktoren opsonierte Fremdstoffe.

- Granulozyten machen ca. 60 % der Leukozyten aus. Sie werden unterteilt in neutrophile (mit 95 % Hauptanteil), eosinophile und basophile.
- Junge Neutrophile haben einen stabförmigen Kern, während die „Erwachsenen" einen segmentierten Kern aufweisen. Auf einer Zeitachse sind also die jungen links und die älteren rechts. Bei einem Entzündungsgeschehen werden vermehrt Leukozyten nachgebildet, und es kommt zu einem Anstieg der jüngeren, also zur Linksverschiebung.
- Eosinophile mögen besonders gerne Immunkomplexe, sind also gegen Ende einer Infektion und bei Allergie erhöht.
- Basophile fressen nicht, sondern enthalten in ihrer Granula Entzündungsmediatoren (v.a. Histamin). Damit das Blut keine Thromben bildet, wenn das Plasma ins Gewebe übertritt, enthalten basophile auch den Blutverdünner Heparin (im Blut heißen sie basophile, im Gewebe dann Mastzellen).
- Lymphozyten machen etwa 30 % aus. Sie sind die „Denker", die „Strategen", die einzigen Leukozyten, die spezifisch auf bestimmte Antigene reagieren können. Nach Prägungsstätte werden sie in B- und T-Lymphozyten eingeteilt.
- Eine isolierte Erhöhung der Lymphozyten findet sich v.a. bei viralen Infektionen und bei den lymphatischen Leukämien.

Merke

- Merksatz: Never let monkeys eat bananas.
- NLMEB: Leukozyten nach Häufigkeit: N wie Neutrophile, L wie Lymphozyten, M wie Monozyten, E wie Eosinophile und B wie Basophile.

- Im Zuge einer bakteriellen Infektion kann man an der Verschiebung der Leukozyten abschätzen, in welcher Phase die Infektion ist:
  - In der akuten Kampfphase sind die **Neutrophilen** erhöht,
  - in der Überwindungsphase die **Monozyten.**
- Der Anstieg der **Lymphozyten** (der Antikörper-Hersteller) läutet die Heilungsphase ein, der schnell ein Anstieg der **Eosinophilen** folgt, die

besonders gerne Immunkomplexe (= Antikörper auf Antigen) phagozy-
tieren.

27.3.2 Bluteiweiße: Albumin und Globulin

- Albumin macht mit 60 % den Hauptanteil der Bluteiweiße aus. Es bildet
  die Eiweißreserve im Blut und trägt entscheidend zum (kolloid-)osmo-
  tischen Druck (besser: Sog) bei. (Deshalb Ödembildung bei Albumin-
  mangel, z.B. durch Leber- oder Nierenerkrankungen.) Teilweise erfüllt
  es auch Transportaufgaben. Es wird in der Leber synthetisiert, würde
  also bei Lebererkrankungen absinken. Es ist zu groß, um die Glomeruli
  der Niere zu passieren, d.h. wenn es im Urin nachweisbar ist, deutet das
  auf eine Nierenschädigung.
- Globulin: Die Globuline werden weiter unterteilt in α1-, α2-, β- und
  γ-Globuline. α1-, α2-, β-Globuline erfüllen zum einen vor allem Transportaufgaben (α1 z.B. Transcortin, Transcobalamin, Bilirubin-Transpor-
  ter; β z.B. Transferrin, Lipoproteine) und sind z.T. Gerinnungsfaktoren (α2 u.a. Plasminogen, β Fibrinogen). Während man α1-, α2- und
  β-Globuline meist nicht unbedingt zuordnen können muss, sollte man
  wissen, dass die γ-Globuline die Immunglobuline, sprich die Antikörper,
  sind. Diese werden v.a. von Plasmazellen (aktivierten B-Lymphozyten)
  produziert, während alle anderen Bluteiweiße überwiegend aus der
  Leber stammen.

27.3.3 Erythrozytenindizes/Anämie

- 9.4 und 9.5 B
- Ferritin (Speichereisen), Transferrin (ein Bluteiweiß zum Transport von
  Eisen), Hb (Hämoglobin), MCH (Mittleres korpuskuläres Hämoglobin),
  MCV (Mittleres korpuskuläres Volumen), Retikulozyten.
- Normwerte Erythrozyten: bei Frauen 4,2–5,4 Mio/mm^3, bei Männern
  4,6–6,2 Mio/mm^3.
- Normwerte Hb: bei Frauen 12–16 g/dl, bei Männern 14–18 g/dl.
- Im Zuge einer „echten" **Eisenmangelanämie** werden, noch bevor sich
  die Erythrozyten selbst verändern, erst einmal „die Lager geleert", sprich

Ferritin sinkt (unter den Normwert von 15–200 µg/ml). Als nächstes werden vermehrt Transporter zur Verfügung gestellt, es kommt zum Anstieg des **Transferrins** (Norm: 200–360 mg/dl), im Gegensatz zu einer Anämie durch (chron.) Infektion oder bösartige Geschehen, bei denen Transferrin nicht erhöht ist.

- Erst wenn diese Mechanismen nicht geholfen haben, kommt es zur Veränderung der Erythrozyten: Das durchschnittliche Hämoglobin (MCH) sinkt ab (hypochrome Anämie) und damit natürlich auch das Volumen (MCV) (mikrozytäre Anämie).
- Bei **Vitamin-B$_{12}$-Mangelanämie** ist die Zellteilung verlangsamt, es fehlen also Erythrozyten. Diejenigen, die noch da sind, werden aber mit reichlich Hämoglobin beladen, sind also hyperchrom (erhöhtes MCH) und makrozytär (erhöhtes MCV).
- Wird bei Eisenmangel Eisen substituiert (ersetzt) oder bei Vitamin-B$_{12}$-Mangel das Vitamin B$_{12}$, werden vermehrt neue Erythrozyten gebildet. Die „frisch geschlüpften" Erythrozyten sind die Retikulozyten, es kommt also zur **Retikulozytose**. (Auch im Zuge von hämolytischen Anämien müssen vermehrt neue Erythrozyten gebildet werden und es kommt zur Retikulozytose.)

27.3.4 Herz

● Kap. 6
- Blutparameter, die v. a. nach Herzinfarkt (auch bei Herzmuskelentzündung) ansteigen, sind:
  - **Troponin** T ist ein Proteinkomplex (kein Enzym) aus **Herzmuskelzellen (evtl. Skelett)**. Anstieg nach 3 Std., max. nach 20 Std., Normalisierung nach 1–2 Wochen.
  - **CK bzw. CK-MB: Creatin-Kinase** ist ein Enzym v. a. aus Muskelzellen, CK-MB aus Herzmuskelzellen. Anstieg nach 3–12 Std., Maximum nach 12–24 Std., Normalisierung nach 2–3 Tagen.
  - **GOT** (● oben: Anmerkungen zu GOT): Glutamat-Oxalacetat-**Transaminase**, Anstieg nach 4–8 Std; Maximum nach 16–48 Std.; Normalisierung nach 3–6 Tagen. Es findet sich auch bei Lebererkrankungen (s. u.).

- **LDH** bzw. α-HBDH: Anstieg nach 6–12 Std., max. nach 30–72 Std., Normalisierung nach 10–20 Tagen.
- Zwei Tage nach einem Infarkt kann es zu einem „Resorptionsfieber" um 38 °C für eine Woche kommen.

27.3.5 Leber

● Kap. 12
- Bei Schädigung/Untergang von Leberzellen, v.a. bei Leberzirrhose im akuten Schub oder Hepatitis, finden sich die Transaminasen
  - GOT (Glutamat-Oxalacetat-Transaminase, s.o. bei Herz),
  - GPT (Glutamat-Pyruvat-Transaminase, eigentlich nur bei Leber),
  - GLDH (Glutamatdehydrogenase gelangt erst bei vollständiger Zerstörung von Leberzellen ins Blut im Gegensatz zu GOT und GPT).
- Weil Hepatitis und Leberzirrhose vor allem durch Alkoholabusus entstehen, interessiert uns auch:
  - CDT (carbohydratdefizientes Transferrin) zum Nachweis von Alkoholabusus: erhöhte Werte finden sich nach mindestens einwöchigem Konsum von mehr als 60 T Alkohol pro Tag, das entspricht ca. 750 ml Wein oder 1,5 l Bier. Auch bei Abstinenz bleiben die Werte für zwei bis vier Wochen erhöht (Halbwertzeit ca. 16 Tage).
- Da die Leber auch mit reichlich Gallenkapillaren durchsetzt ist, können bei Lebererkrankungen auch die eher für die Gallengänge spezifischen Werte erhöht sein:
  - γ-GT (Gamma-Glutamyltransferase, für uns eigentlich nur bei Leber/Galle relevant, ferner auch bei Bakteriämie),
  - AP (Alkalische Phosphatase, welche auch bei Knochenabbau z.B. im Zuge von Osteosarkom, Knochen-Tbc. u. v. m. erhöht ist).
- Einen Überblick über die Entgiftungsfunktion der Leber kann man durch Stoffe, die normalerweise von der Leber abgebaut und über die Galle „entsorgt" werden, im Blut erhalten durch:
  - Ammoniak (aus dem Eiweißstoffwechsel, Norm bis 80 mg/dl; erhöht bei Leberfunktionsstörung),
  - Bilirubin (trotz Entzündung kann die Leber noch indirektes in direktes Bilirubin konjugieren, aber durch die Schwellung sind die

Gallenwege abgedrückt, sodass es nicht im Gallensaft landet, sondern sich ins Blut zurückstaut und u.a. zu einem Ikterus führt).

- Außerdem fehlen bei Lebererkrankungen natürlich die (Stoffwechsel-) Produkte der Leber, v.a. die Eiweiße im Blut, daher kann man auch Cholinesterase (CHE, Norm: 2800–8500 U/l), Albumin und Fibrinogen bestimmen.

27.3.6 Schilddrüse

- Im Zusammenhang mit Erkrankungen der Schilddrüse interessieren natürlich die Schilddrüsenhormone
  - **T3** (Trijodthyronin, Norm 67–163 ng/dl = 1,4–2,8 nmol/l) und
  - **T4** (Thyroxin, Norm: 51–126 µg/l = 47–142 nmol/l).
- Sie sind erhöht bei Hyperthyreose, erniedrigt bei Hypothyreose, können aber schwanken, daher interessiert uns auch das Steuerungshormon aus dem Hypophysen-Vorderlappen:
  - **TSH** (Thyreoidea stimulierendes Hormon, Norm: 0,25–3,5 mU/ml), es ist erhöht bei mangelnder T3-/T4-Produktion z.B. bei Jodmangel, Schilddrüsenentfernung oder -entzündung; erniedrigt bei hohen T3-/ T4-Werten z.B. durch autonomes Adenom, Thyreoiditis;
  - evtl. Autoimmun-**Antikörper**, wie TRAK (TSH-Rezeptoren-Antikörper), TPO-AK (Thyreoperoxidase-Antikörper) bzw. MAK (Mikrosomale Antikörper), TG-AK (Thyreoglobulin-Antikörper).
- Bei **Hypothyreose** sind wahrscheinlich T3 und T4 erniedrigt und daraus folgend auch AP (Alkalische Phosphatase), RR (Blutdruck), BZ (Blutzucker wegen der Stoffwechselverlangsamung).
- TSH müsste erhöht sein, sofern der HVL noch funktioniert.
- Ferner sind CK, Triglyceride und Cholesterin erhöht.
- Sollte ein Autoimmungeschehen für die Erkrankung verantwortlich sein, sind die (fehlerhaften bzw. fälschlicherweise vorhandenen) Antikörper nachweisbar, im Zuge der Hashimoto-Thyreoiditis typischerweise TPO-AK und/oder TGAK, selten TRAK.
- Bei **Hyperthyreose** ist zu erwarten: eine Erhöhung von T3/T4, eine Erniedrigung von TSH. Der Blutdruck ist wahrscheinlich erhöht und

weil die Schilddrüsenhormone zu den Insulin-Antagonisten zählen, hat auch dieser Patient möglicherweise eine diabetische Stoffwechsellage.

- Sollte die Hyperthyreose immunogen, sprich durch Autoantikörper verursacht sein (M. Basedow), sind diese im Blut nachweisbar, meist TRAK, seltener TPO-AK und/oder TGAK.

27.3.7 Nieren

- Vorab wichtig zu unterscheiden: Im Zusammenhang mit der Niere verändern sich **Urin** und **Blut**.
- Im Blut ist der erste und damit wichtigste Indikator für eine Funktionseinschränkung der Nieren das **Kreatinin**. Es stammt aus dem Muskelstoffwechsel (die Muskeln hatten ja auch die Creatin-Kinase) und wird überwiegend über die Nieren ausgeschieden.
- Da es bereits bei beginnender Nierenschädigung schlechter ausgeschieden wird, gibt es die Kreatinin-Clearance, bei der der Blutgehalt im Verhältnis zu dem des 24-Stunden-Sammelurins gesetzt wird. Diese Untersuchung empfiehlt sich z.B. bei Patienten mit Hypertonie oder Diabetes mellitus.
- Kreatitin wird nicht mittels Urinstick (Teststreifen) im Harn nachgewiesen!
- Weitere wichtige harnpflichtige Substanzen, die sich bei Nierenschäden im Blut anreichern, sind **Harnstoff** (aus dem Eiweißstoffwechsel, Abbauprodukt des Ammoniaks) und **Harnsäure** (aus dem Purinstoffwechsel, zu viel verursacht Gicht).
- Natürlich reichern sich auch andere Substanzen an, die über die Niere ausgeschieden würden, z.B. Phosphat, und es kommt zu Elektrolytverschiebungen, insbesondere des Kaliums (und damit zu Herzrhythmusstörungen).
- Im Harn können Stoffe, die normalerweise von der Niere zurückgehalten werden, einen Hinweis auf Nierenschädigung geben, allen voran das Albumin, das eigentlich gerade noch zu groß ist, um die Glomerulus-Membran zu passieren, aber z.B. bei Glomerulonephritis oder Bluthochdruck (v.a. bei stark erhöhter Diastole) durch den Filter treten kann. Kleinere

Eiweiße werden normalerweise im Tubulussystem rückresorbiert. Sollten sie also im Harn sein, könnte das z.B. auf Nephritis hinweisen.

Renin-Angiotensin-Aldosteron-System ● 13.6

27.3.8 Pankreas

- Die exokrinen Produkte der Bauchspeicheldrüse gehören normalerweise über einen Ausführungsgang in das Duodenum, sprich den Darm, und haben im Blut wenig zu suchen. Im Zuge einer Pankreatitis (● 12.6) werden jedoch auch die Blutgefäße angedaut, und die Verdauungsenzyme **Amylase und Lipase** gelangen ins Blut und liegen dann über der Norm: Amylase 30–120 U/l, Lipase bis 190 U/l.
- Die endokrinen Produkte der Bauchspeicheldrüse sind allen voran das Insulin, dessen Fehlen zum Diabetes mellitus Typ I führt, ferner auch Glucagon und Somatostatin (die kaum interessieren).

27.3.9 Blutfette

- Der Normwert für die Gesamtlipide liegt bei 450 bis 1000 mg/dl; davon sind 240–440 mg/dl Fettsäuren; 115–260 mg/dl Cholesterin und 40–150 mg/dl Triglyceride. Werden Fette zum Transport an Eiweiß gebunden, werden aus den Lipiden **Lipoproteine** (● HDL/LDL s.u.).
- Cholesterin kann von der Leber auch selbst synthetisiert werden (Werte sind nicht nur abhängig von der Ernährung). Es ist u.a. wichtig für den Aufbau von Zellmembranen, die Synthese der Steroidhormone, die Bildung der Gallensäuren und die Bildung von Vitamin D. Es wird im Blut von Lipoproteinen transportiert:
  - VLDL und LDL transportieren Cholesterin von der Leber zu den Organen/Zellen – bei einem Überschuss an Cholesterin lagern sie es aber auch an den Gefäßen ab.
  - HDL transportiert es aus den Körperzellen – und auch von den Gefäßwänden zurück.
- Entscheidend ist weniger der Wert als das Verhältnis LDL/HDL. Erhöhtes Risiko für Arteriosklerose, Herzinfarkt, Apoplex u.s.w. besteht bei einem Quotienten LDL/HDL von > 3,2 bei Frauen und > 3,6 bei Männern.

28 Wichtige Abkürzungen

Es ist möglich, dass Ihnen in der mündlichen Heilpraktikerprüfung ein Krankenbericht vorgelegt wird, den Sie dann interpretieren sollen. Dazu ist es vorteilhaft, gängige medizinische Abkürzungen zu kennen, wie AZ für Allgemeinzustand, EZ für Ernährungszustand, Z. n. für Zustand nach und viele mehr. Daher finden Sie nachfolgend ein ergänzendes Abkürzungsverzeichnis. Die Abkürzungen dieses Buchs finden Sie auf S. XI.

Tab. 28-1 Gängige medizinische Abkürzungen

A.	Arteria
AM	Außenmeniskus
AMD	Altersbedingte Makuladegeneration
AMG	Arzneimittelgesetz
An	Anamnese
anam.	anamnestisch
Anw.	Anwendung
Anz.	Anzeige, Anzeichen
AR	Außenrotation
ARC	Aids-related complex
ASD	Atriumseptumdefekt
Ät	Ätiologie
ATP	Adenosintriphosphat
AU	Arbeitsunfähigkeit
AV	Allgemeinveränderungen; Atrioventrikulär
AZ	Allgemeinzustand
AZV	Atemzugsvolumen
BAK	Blutalkoholkonzentration
BB	Blutbild; Betablocker

Tab. 28-1 Gängige medizinische Abkürzungen

BC	Bronchialkarzinom
BD	Blutdruck, Bauchdecke
bd., bds.	beide(r)
Be.	Beschwerden
beg.	beginnend
Beh., Behlg., Behandl.	Behandlung
bek.	bekannt
Ber.	Bereich
bes.	besonders
BET	Brusterhaltende Therapie
BG	Blutgruppe
bilat.	bilateral
BILI	Bilirubin
BMI	Body-Mass-Index
BW	Brustwirbel
BWK	Brustwirbelkörper
C	Halswirbel, Celsius
cal.	Kalorien
CCE, CHE	Cholezystektomie
CCT	Craniale Computertomographie
CEA	carcinoembryonales Antigen (Tumormarker)
CF	zystische Fibrose
chir.	chirurgisch
Cis	Carcinoma in situ
CJD, CJK	Creutzfeldt-Jakob Disease; -Krankheit
CR	Cornealreflex
CREA	Kreatinin

Tab. 28-1 Gängige medizinische Abkürzungen

DB	Doppelbilder
db	Dezibel
DBS	Durchblutungsstörung
DCM	Dilatative Kardiomyopathie
Di.	Diagnose/Diagnostik
DIC	Disseminierte intravasale Koagulopathie
ED	Encephalomyelitis disseminata (Multiple Sklerose); Erst-diagnose; Ellenbogendysplasie; Effektivdosis; Erektile Dysfunktion
EEG	Elektroenzephalographie
EK	Erythrozyten-Konzentrat
EMG	Elektromyographie
Ep.	Epidemiologie
ES	Extrasystole
EZ	Ernährungszustand; eineiige Zwillinge
FBA	Finger-Boden-Abstand
FK	Fremdkörper
FMS	Fibromyalgiesyndrom
FSH	Follikelstimulierendes Hormon
GAS	Generalisiertes Angstsyndrom
GF	Gesichtsfeld
GFR	Glomeruläre Filtrationsrate
GN	Glomerulonephritis
GTT	Glucosetoleranztest
HA	Hepatitis A, Hausarzt, Herzaktion
HAV	Hepatitis A Virus
HBV	Hepatitis B Virus
HCV	Hepatitis C Virus
HDV	Hepatitis D Virus

Tab. 28–1 Gängige medizinische Abkürzungen

HEV	Hepatitis E Virus
HHL	Hypophysenhinterlappen
HKP	Heil- und Kostenplan
HLA	Humane-Leukozyten-Antigene
HMV	Herzminutenvolumen
HNO	Hals-Nasen-Ohren-Heilkunde
HPT	Hyperparathyreoidismus
HPV	Humanes Papillomvirus
HRS	Herzrhythmusstörung
HS; HSRE	Harnsäure
HSM	Hepatosplenomegalie; Herzschrittmacher; Hirnschrittmacher
HST	Harnstoff
HZV	Herzzeitvolumen
IE	Internationale Einheit
Ind.	Indikation
inf.	infolge
IR	Innenrotation
i. S.	im Serum
i. U.	im Urin
IU	International Unit
IUP	Intrauterinpessar
JA	jetzige Anamnese
JB	jetziger Befund
K	Kalium
KG	Krankengymnast/-in oder -gymnastik; Krankengeschichte; Körpergewicht; Kiefergelenk
KS	Klopfschmerz
kU	körperliche Untersuchung

Tab. 28-1 Gängige medizinische Abkürzungen

L	Lumbalwirbel
LED	Lupus erythematodes disseminatus
li	links
LH(-RH)	Luteinisierendes Hormon (Releasing Hormon)
MER	Muskeleigenreflex(e)
MI	Myokardinfarkt; Mitralklappeninsuffiezienz
min	Minute(n)
MMR	Masern-Mumps-Röteln (Impfung)
MPG	Medizinproduktegesetz
MRT	Magnetresonanzspektroskopie
MSH	Melanozyten-stimulierendes Hormon
NAP	Nervenaustrittspunkt
NCC	Nierenzellkarzinom
NG	Nebengeräusch(e)
NHL	Non-Hodgkin-Lymphom
NL	Nodus lymphaticus; Nierenlager
NNM	Nebennierenmark; Neutral-Null-Methode
NNR	Nebennierenrinde
NS	Nephrotisches Syndrom; Nervensystem; Nierenszintigraphie; Noduläre Sklerose; Normalserum
NSTV; NSV	Nadelstichverletzung
NU	Nachuntersuchung; Narkose-Untersuchung
NV	Nierenversagen
NVT	Nierenvenenthrombose
NW	Nebenwirkung; Nachweis
OA	Oberarm; Osteoarthritis
OB	Oberbauch

Tab. 28–1 Gängige medizinische Abkürzungen

o. B.; o. p. B.	ohne (pathologischen) Befund
OP	Operation/-ssaal; Originalpackung
P	Puls
path.	pathologisch
p. c.	post contentionem; post canem; post cohabitationem
PCM	Paracetamol
PcP	primär chronische Polyarthritis
PDA	persistierender Ductus arteriosus; Periduralanästhesie
PE	Probeexzision; Parenterale Ernährung; Plattenepithel
PECH	Pause – Eis – Compression – Hochlagern
Pg.	Pathogenese
PHT	Pulmonale Hypertonie; plötzlicher Herztod
PIP	Proximales InterPhalangealgelenk
PM	Polymyositis; Pacemaker (Herzschrittmacher)
PN	Pyelonephritis
Pneu	Pneumothorax
PNP	Polyneuropathie
PNS	Peripheres Nervensystem; Paraneoplastisches Syndrom
PPH	Pathophysiologie
Prg.	Prognose
PRH	Prolaktin-Releasing-Hormon
PRL	Prolaktin
PS	Parkinson-Syndrom
PSA	Prostataspezifisches Antigen
PSR	Patellarsehnenreflex
PRIND	Prolongiertes reversibles ischämisches neurologisches Defizit
PTH	Parathormon
PV	Polycythaemia vera; Pflegeversicherung; Patientenverfügung

Tab. 28-1 Gängige medizinische Abkürzungen

RB	Regelblutung
RDS	Reizdarmsyndrom
REA	Reaktive Arthritis
rel.	relativ
REM	Rapid Eye Movement
RF	Rheumafaktor; Raumforderung
RG	Rasselgeräusche
RH	Restharn; Rettungshelfer
RKI	Robert Koch-Institut
RKM	Röntgenkontrastmittel
RLS	Reizleitungsstörung; Restless-Legs-Syndrom
RNS	Ribonukleinsäure
Rö.	Röntgen
Rp.	Rezept
RPGN	Rapidly progressive Glomerulonephritis
RPR	Radiusperiostreflex
RS	Raynaud-Syndrom; Rhythmusstörung(en)
RV	Restvolumen der Lunge; rechter Ventrikel
Rx	verschreibungspflichtig
SA	Sozialanamnese
SARS	Severe Acute Respiratory Syndrome (schweres akutes Atemwegssyndrom)
SAS	Schlafapnoe-Syndrom
SBO	Spina bifida occulta
SD	Schilddrüse
SES	Sprachentwicklungsstörung; Schmerzempfindungsskala
SIDS	Sudden Infant Death Syndrome (Plötzl. Kindstod)
sin.	sinister
SKS	Sonorer Klopfschall

Tab. 28–1 Gängige medizinische Abkürzungen

s.l.	sublingual
SLE	systemischer Lupus Erythematodes
SLS	Schallleitungsschwerhörigkeit
Son.	Sonographie
spez.	spezifisch
SR	Spontanremission; Sinusrhythmus; Senkungsreaktion
SS	Schwangerschaft
SSS	Sick-Sinus-Syndrom
SSW	Schwangerschaftswoche
St.	Stadium
SVT	Sinusvenenthrombose; Supraventrikuläre Tachykardie
SWK	Sakralwirbelkörper
Sy.	Symptom(e)/Symptomatik
Tbl.	Tablette
TBVT; TVT	Tiefe Beinvenenthrombose
TC	Tetracyclin (Antibiotikum)
TCM	Traditionelle Chinesische Medizin
TGA	Transposition der großen Arterien
Th.	Therapie
Th	Thorax
TI	Trikuspidalinsuffizienz
TIA	Transitorische ischämische Attacke
TL	Teelöffel
TNF	Tumornekrosefaktor
TPZ	Thromboplastinzeit
TSR	Trizepssehnenreflex
TTP	Thrombotisch-thromozytopenische Purpura
UA	Unterarm

Tab. 28-1 Gängige medizinische Abkürzungen

UAW	unerwünschte Arzneimittelwirkung
USG	unteres Sprunggelenk
UW	unerwünschte Wirkung
ÜW	Überweisung
VE	Vorerkrankung
ven.	venös
ventr.	ventral
Verw.	Verwendung
VHT	Vorhofflimmern; Vorhofflattern
Vit.	Vitamin
VO	Verordnung
Vo.	Vorkommen
Vol.	Volumen
VSD	Ventrikelseptumdefekt; Vorhofseptumdefekt
VW	Verbandswechsel
VZK	Vitalzeichenkontrolle
VZV	Varizelle-Zoster-Virus
WHO	World Health Organization
WK	Wirbelkörper
Wo.	Woche(n)
WS	Wirbelsäule
WV	Wiedervorstellung
WW	Wechselwirkung(en)
xtgl.	mehrmals täglich
z. N.	zur Nacht
Z. n.	Zustand nach
Zus.	Zusammensetzung
ZWR	Zwischenwirbelraum
ZWS	Zwischenwirbelscheibe

Quellennachweis/Literaturempfehlung

Bierbach E (2013). Naturheilpraxis heute. Lehrbuch und Atlas. 5. Aufl. München: Elsevier.

Bork K, Bräuninger W (2005). Hautkrankheiten in der Praxis. Diagnostik und Therapie. 3. Aufl. Stuttgart: Schattauer.

Herold G (2012). Innere Medizin 2013. Bestellung unter: http://www.herold-innere-medizin.de/index.htm?information.htm&0

Holler AT (2013). Die mündliche Heilpraktiker-Prüfung. 5. Aufl. Stuttgart: Haug.

Netter FH (2008). Atlas der Anatomie. 4. Auflage. München: Urban&Fischer.

Richter I (2013). Lehrbuch für Heilpraktiker. Medizinische und juristische Grundlagen. 8. Aufl. München: Urban&Fischer.

Rohen JW, Yokochi C, Lütjen-Drecoll E (2011). Anatomie des Menschen. Fotografischer Atlas der systematischen und topografischen Anatomie. 7. Aufl. Stuttgart: Schattauer.

Thiele C (2010). Mensch, Körper pocket. 2. Aufl. Grünwald: Börm Bruckmeier.

Thiele C (2012). Heilpraktiker Kompaktwissen pocket. 6. Aufl. Grünwald: Börm Bruckmeier.

Tischendorf FW (2008). Der diagnostische Blick. Atlas und Textbuch der Differenzialdiagnostik. 7. Aufl. Stuttgart: Schattauer.

Zu empfehlen (aber nicht als alleinige Quelle!): „Tante Wiki": www.wikipedia.com, manchmal auch YouTube (www.youtube.com), ferner www.onmeda.de, www.med2click.de und www.dermis.net

Sachverzeichnis (Kapitelverweise)

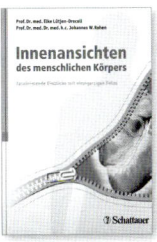
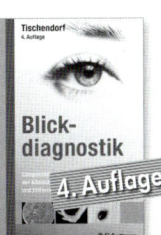
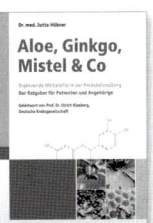

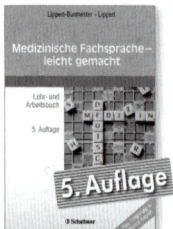
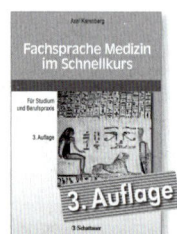
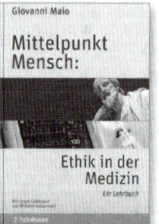